T. V. Aleynikova

Variabilidade da frequência cardíaca e turbulência da frequência cardíaca

T. V. Aleynikova

Variabilidade da frequência cardíaca e turbulência da frequência cardíaca

Predição de eventos cardiovasculares adversos em pacientes hipertensos levando em consideração a avaliação dos parâmetros

ScienciaScripts

Cover image: www.ingimage.com

This book is a translation from the original published under ISBN 978-620-8-41579-2.

Publisher:
Sciencia Scripts
is a trademark of
Dodo Books Indian Ocean Ltd. and OmniScriptum S.R.L publishing group

120 High Road, East Finchley, London, N2 9ED, United Kingdom
Str. Armeneasca 28/1, office 1, Chisinau MD-2012, Republic of Moldova, Europe
Managing Directors: Ieva Konstantinova, Victoria Ursu
info@omniscriptum.com

Printed at: see last page
ISBN: 978-620-8-62528-3

T. V. Aleynikova

VARIABILIDADE DA FREQUÊNCIA CARDÍACA E TURBULÊNCIA DA FREQUÊNCIA CARDÍACA

Previsão de eventos cardiovasculares adversos em doentes hipertensos tendo em conta a avaliação dos parâmetros

Índice

ABREVAÇÕES

HRV – Heart Rate Variability;

SDNN – standard deviation of NN intervals; standard deviation of the means of all NN;

SDANNi – intervals for all 5-minute segments of the entire recording;

SDNNi – mean of the standard deviations of all filtered NN intervals for all 5-minutesegments of the analysis;

RMSSD – square root of the mean squared differences of successive NN intervals;

pNN50 – percentage of differences between adjacent filtered NN intervals that are greater than 50 ms for the whole analysis;

HRT – Heart Rate Turbulence;

TO – Turbulence Onset;

TS – Turbulence Slope;

HR – Heart Rate;

DC and AC – — Deceleration and Acceleration Capacity;

HM – Holter monitoring;

AH – Arterial Hypertension;

ANS – Autonomic Nervous System;

ECG – Electrocardiography;

EchoCG – Echocardiography;

LVMI – Left Ventricular Mass Index;

VE – Ventricular Extrasystoles;

CI – Circadian Index;

CVD – Cardiovascular Diseases;

MI – Myocardial Infarction;

EF – Ejection fraction

POSSIBILIDADES DA MONITORIZAÇÃO HOLTER NO DIAGNÓSTICO DE DOENÇAS CARDÍACAS E VASCULARES

(Revisão da literatura)

O artigo fornece uma avaliação do potencial diagnóstico e preditivo moderno da monitorização Holter, como a análise da variabilidade e turbulência da frequência cardíaca, alternância da onda T, potenciais ventriculares tardios.

Os novos métodos de gravação, registo, análise e novos algoritmos de diagnóstico de uma curva de eletrocardiograma, bem como os enormes progressos técnicos, permitiram alargar os métodos de diagnóstico da monitorização dinâmica. Tomando como base o diagnóstico de arritmias, diagnosticamos a isquemia do miocárdio analisando as alterações do segmento ST, e posteriormente o desequilíbrio vegetativo através da variabilidade do intervalo RR ou da turbulência do ritmo cardíaco. As novas potencialidades tecnológicas trazem uma considerável expansão da aplicação clínica da monitorização Holter. Os parâmetros electrocardiográficos avaliados por este método desempenham o papel de preditor independente de mortalidade e gravidade da insuficiência cardíaca crónica e morte súbita. A par da cardiologia, as indicações para a monitorização ambulatória de um eletrocardiograma são também utilizadas em doenças metabólicas, neurológicas e até na medicina desportiva.

Introdução

Na década de 1940, Norman Jeffrey Holter, de Montana, EUA, desenvolveu o primeiro sistema de registo e transmissão de registos electrocardiográficos. Em 1962, o sistema Holter original foi modificado para o primeiro sistema comercial, com a introdução do qual o método entrou ativamente na prática clínica. Para além do termo "monitorização Holter", são utilizados vários sinónimos para o método: monitorização ambulatória (AM), eletrocardiografia dinâmica, monitorização diária do eletrocardiograma (ECG). Atualmente, este método de diagnóstico é o principal nas instituições médicas de cardiologia.

O objetivo deste estudo foi analisar o conhecimento atual sobre as capacidades de diagnóstico e prognóstico do método de monitorização Holter (HM).

O material de investigação foram publicações que continham informações actuais sobre novas capacidades tecnológicas e áreas de aplicação clínica do método de monitorização Holter.

Discussão

Desde a invenção do método, registaram-se progressos significativos na metodologia de registo e reprodução do ritmo cardíaco. Nos gravadores modernos, que são aparelhos compactos e leves, o registo digital é efectuado numa unidade de estado sólido ou num cartão flash com memória praticamente ilimitada. Nos últimos anos, surgiram monitores que podem registar 12 canais de ECG, idênticos aos 12 canais de um ECG em repouso ou durante uma prova de esforço. O complexo analítico para a realização da HM é constituído por um computador pessoal com uma unidade de entrada de dados a partir dos suportes utilizados nos registadores, bem como um monitor de vídeo de alta resolução e uma impressora a laser. A avaliação dos resultados do estudo começa com a análise da frequência cardíaca (FC). Sabe-se que um dos critérios mais importantes para as reservas do nosso corpo, bem como um preditor do risco de eventos e resultados cardiovasculares fatais, é a FC em repouso.

Na doença cardíaca isquémica (DCI), uma frequência cardíaca em repouso superior a 90 bpm é um preditor independente de morte súbita, e a sua incidência aumenta 5 ou mais vezes em comparação com uma frequência cardíaca de 60 bpm. Ao realizar a HM, são identificados os parâmetros médios diários da frequência cardíaca, os valores médios da frequência cardíaca diurna e nocturna ou os intervalos RR, exemplos de frequência cardíaca máxima e mínima durante o dia, bem como durante as horas diurnas e nocturnas. Segue-se a dinâmica relacionada com a idade da frequência cardíaca média diária indicadores de acordo com dados HM em indivíduos saudáveis com mais de 20 anos de idade, de acordo com K. Umetani, M. Brodsky e Ph. Stein. (Tabelas 1 e 2).

Tabela 1 - Valores médios diários, limites inferior e superior da frequência cardíaca (batimentos/min) de acordo com dados do HM em indivíduos saudáveis com idades compreendidas entre os 20 e os 90 anos

Age, years	Heart Rate, bpm		
	average value	5 ‰	95 ‰
20–29	79	56	104
30–39	78	55	103
40–49	78	54	102
50–59	76	53	100
60–69	77	52	99
70–79	72	51	98
80–89	73	49	97

Tabela 2 - Valores da frequência cardíaca durante a vigília e o sono em indivíduos saudáveis com idades compreendidas entre os 20 e os 72 anos, de acordo com os dados do HM

Authors	Number of examined persons	Age, years	Gender	Average daily heart rate, beats/min	Average nighttime heart rate, bpm
Brodsky M.	50	22 ± 0,7	M	80	56
Stein Ph.	30	33 ± 4	M	86	64
	30	33 ± 4	F	86	65
	30	67 ± 3	M	79	62
	30	67 ± 3	F	83	65

Note: M – male; F – female.

Como se pode ver nas tabelas, os dados de diferentes autores nem sempre são concordantes. Este facto explica-se tanto pelos diferentes critérios de avaliação do ritmo como pelo pequeno número de grupos de estudo. São possíveis diferenças sexuais, constitucionais e étnicas. As mulheres têm um ritmo cardíaco ligeiramente mais elevado do que os homens, tanto durante a vigília como durante o sono. Para além dos valores médios, em termos práticos é importante determinar os parâmetros limítrofes da frequência cardíaca, para além dos quais pode ser considerado um sinal de patologia. Em primeiro lugar, isto aplica-se aos valores mínimos, uma vez que o aumento máximo da frequência cardíaca está associado ao nível de atividade física, que pode variar significativamente em dias diferentes na mesma pessoa e atingir 180-200 bpm. Os valores mínimos da frequência cardíaca são mais estáveis e são sempre registados em indivíduos saudáveis durante o sono. Os valores mais baixos da frequência cardíaca durante o HM, quando se pode falar da presença de bradicardia, são < 40 bpm em adolescentes saudáveis dos 12 aos 16 anos e < 35 bpm em indivíduos com mais de 18 anos. Uma diminuição da frequência cardíaca abaixo dos parâmetros especificados indica bradicardia associada a disfunção do nó sinusal ou aumento da sensibilidade do ritmo cardíaco a influências parassimpáticas. As pausas máximas no ritmo devidas à arritmia sinusal, registadas em 100% dos indivíduos saudáveis, não excedem 1500 ms nos jovens com menos de 16 anos e 2000 ms nos adultos.

Os seguintes métodos são utilizados para avaliar a variabilidade circadiana da FC durante a HM: determinação da diferença entre a diferença noite/dia dos intervalos RR e/ou cálculo do índice circadiano (IC) como o rácio entre a FC média diurna e a FC média nocturna. O perfil do ritmo cardíaco circadiano é avaliado com base no cálculo do índice circadiano. Em indivíduos saudáveis, os valores do IC não apresentam diferenças significativas relacionadas com o género e a idade e variam entre 1,24 e 1,44 unidades convencionais; em média, 1,32 ± 0,08. No protocolo final baseado nos resultados do HM, as alterações do IC são reflectidas em três variantes: 1) perfil circadiano normal da FC (IC 1,24-1,44; média - 1,32); 2) perfil circadiano rígido da FC, sinais de "desnervação autonómica" (IC < 1,2); 3) perfil circadiano melhorado ou aumento da sensibilidade do ritmo cardíaco às influências simpáticas (IC> 1,45). Uma diminuição acentuada do IC é caraterística de um comprometimento grave da ligação central e autonómica na regulação do ritmo cardíaco - na diabetes com patologia vegetativa total, uso prolongado de β-bloqueadores, insuficiência cardíaca grave. O fenómeno oposto à rigidez do ritmo circadiano - um aumento do perfil circadiano do ritmo cardíaco (um aumento do IC> 1,45) foi observado pela primeira vez em pacientes com taquicardia ventricular catecolaminérgica, extrassístole com um aumento acentuado da frequência cardíaca durante a veloergometria.

A monitorização Holter demonstrou que a maioria das arritmias é muito mais comum do que se pensava anteriormente. Por exemplo, os complexos ectópicos ventriculares isolados em electrocardiogramas simples (ECGs) eram habitualmente avaliados como extra-sístoles ventriculares (VE). Este termo muitas vezes ignora a parassístole ventricular (VP), uma arritmia que ocorre devido à coexistência de dois ou mais pacemakers independentes no miocárdio. O significado clínico das extra-sístoles supraventriculares e/ou ventriculares isoladas depende da presença de doenças concomitantes e de cardiopatia orgânica. Por vezes, mesmo as extra-sístoles isoladas podem ser um fator de risco significativo para o desenvolvimento de arritmias potencialmente fatais e morte súbita.

Para caraterísticas descritivas, é aconselhável utilizar a gradação das arritmias ventriculares segundo Lown e Wolf (1971): I (L1) - ventriculares raras (< 30 horas); II (L2) - extra-sístoles ventriculares frequentes (> 30/hora); III-a (L3a) - extra-sístoles ventriculares politópicas; II-b (L3b) - bigeminismo ventricular; IV-a (L4a) - extra-sístoles ventriculares pareadas; IV-b (L4b) - voleios de taquicardia (> 3 complexos QRS consecutivos); V (L5) - extra-sístoles ventriculares precoces (R em T).

Um marcador não invasivo da presença de um substrato arritmogénico para arritmias perigosas é a deteção de sinais de baixa amplitude (menos de 20 μV); alta frequência (mais de 20-50 Hz) no final do complexo QRS - potenciais ventriculares tardios (LVP). São analisados os seguintes indicadores quantitativos: 1) a duração do complexo QRS filtrado (Tot QRSF, ou QRSD, ou duração do potencial tardio - LPD); 2) a duração dos sinais de baixa amplitude (menos de 40 μV) no final do complexo QRS (LAS40); 3) a amplitude quadrada média dos últimos 40 ms do complexo QRS filtrado (RMS40).

Desde 1989, a análise dos potenciais ventriculares tardios tem sido proposta para utilização com base nos resultados da HM. A utilização clínica da análise dos LVP encontra-se, de facto, em fase de desenvolvimento.

O diagnóstico de isquemia miocárdica baseado em dados de monitorização de 24 horas tem várias vantagens. Estas incluem: 1) a possibilidade de modelação natural (é possível modelar quase todas as situações típicas do doente que podem provocar um ataque isquémico); 2) a possibilidade de estabelecer uma relação clara de causa-efeito entre o ataque e as condições da sua ocorrência (a atividade do doente e o momento do início e do fim do episódio isquémico são comparados utilizando o diário); 3) deteção de isquemia miocárdica silenciosa, especialmente durante a noite; 4) avaliação da eficácia da terapêutica antianginosa em função da hora do dia e possibilidade de uma correção terapêutica mais precisa tendo em conta outras alterações (por exemplo, perturbações do ritmo cardíaco e da condução).

Durante a análise automática dos dados da monitorização Holter, é formada uma curva de dispersão do tempo do segmento ST em relação à isolinha. Essa curva é chamada de tendência ST. A opção ideal para o médico é colocar a tendência ST junto a uma tabela de valores absolutos da dinâmica, a tendência da FC, e o fragmento de ECG correspondente. Ao selecionar um fragmento suspeito de depressão isquémica do segmento ST, o médico "passeia" o cursor ao longo da tendência e compara diferentes fragmentos de ECG entre si. É necessário rever todos os episódios de elevação e depressão do segmento ST de pelo menos 1 mm.

A monitorização Holter é o método de escolha para os doentes para os quais a prova de esforço está contra-indicada (os primeiros três dias após um enfarte do miocárdio grave para excluir a angina pós-infarto precoce). Muitas vezes, é a utilização deste método que permite desenvolver a estratégia correta para o tratamento posterior de doentes graves. Um dos preditores menos conhecidos, mas mais informativos, de um risco elevado de morte súbita cardíaca é a determinação dos alternantes da onda T durante um teste de exercício físico ou de acordo com os dados de monitorização do ECG Holter. A alternância da onda T (TWA) é uma variação na morfologia (amplitude e forma) da onda T em batimentos cardíacos sucessivos na curva do ECG. A amplitude e a duração dos episódios de TWA do programa de análise de alternância da onda T estão correlacionadas com o risco de paragem cardíaca súbita. O software de análise reconhece e mede a TWA em qualquer ritmo cardíaco e permite a verificação visual de alterações subtis, muitas vezes não detectadas, na curva do ECG. Como resultado, os médicos podem reconhecer rapidamente as variações ST/T que podem servir como um prenúncio de paragem cardíaca súbita.

Nas últimas décadas, foram identificadas relações significativas entre o sistema nervoso autónomo e a mortalidade cardiovascular. A confirmação experimental da relação entre a suscetibilidade a arritmias letais e sinais de aumento da atividade simpática ou de diminuição da atividade vagal estimulou o desenvolvimento de índices quantitativos da atividade autonómica no campo da investigação. A variabilidade da frequência cardíaca (VFC) é um dos índices mais promissores deste género. O método baseia-se no reconhecimento e na medição dos intervalos de tempo entre os intervalos RR de um eletrocardiograma, na construção de séries dinâmicas de cardiointervalos (cardiointervalogramas) e na análise subsequente das séries numéricas resultantes utilizando vários métodos matemáticos.

O significado clínico da variabilidade foi revelado no final dos anos 80, quando se confirmou que a VFC é um preditor estável e independente de morte em doentes após enfarte agudo do miocárdio. Atualmente, os métodos clássicos de avaliação da VFC são realizados nos modos de análise temporal ou estatística (domínio do tempo) e de frequência ou espetral (domínio da frequência). A análise temporal refere-se a um grupo de métodos de avaliação da VFC baseados na aplicação de programas estatísticos para o cálculo dos valores de uma amostra de intervalos RR, com posterior avaliação fisiológica e clínica dos dados obtidos. Os principais parâmetros da análise da VFC no domínio do tempo incluem: 1) Média (ms) - valor médio de todos os intervalos RR (o recíproco da FC média); 2) SDNN (ms) - desvio padrão de todos os intervalos RR analisados; 3) SDNN-i (ms) - valor médio dos desvios padrão para períodos de 5 minutos; 4) SDANN-i (ms) - desvio padrão dos valores dos intervalos RR calculados em média durante 5 minutos; 5) RMSSD (ms) - raiz quadrada da soma das diferenças entre intervalos RR sucessivos; 6) pNN50 (%) - percentagem de episódios de diferenças entre intervalos RR sucessivos superiores a 50 ms; 7) SDSD (ms)

- desvio padrão da diferença entre intervalos RR adjacentes; 8) Contagens (ou contagens NN50) - número total de diferenças entre intervalos adjacentes registados durante 24 horas que diferem em mais de 50 ms.

A informatividade incondicional da avaliação da VFC, comprovada em vários grupos clínicos, exige uma procura constante de critérios normativos óptimos. Com a idade, dos 20 aos 99 anos, observa-se uma diminuição gradual dos indicadores temporais da VFC. Considerando que, neste contexto, a frequência cardíaca média não aumenta, mas diminui, esta dinâmica relacionada com a idade reflecte o processo de uma diminuição gradual das influências vegetativas no ritmo cardíaco, e não um aumento das influências simpáticas (Tabela 3).

Tabela 3 - Parâmetros da análise do domínio do tempo de 24 horas em indivíduos saudáveis com idades compreendidas entre os 20 e os 99 anos [22]

Age, years	Heart rate, bpm	SDNN, ms	SDANNi, ms	SDNNı, ms	RMSSD, ms	PNN50, %
20–29	79 ± 10	153 ± 44	137 ± 43	72 ± 22	43 ± 19	18 ± 13
30–39	78 ± 7	143 ± 32	130 ± 33	64 ± 15	35 ± 11	13 ± 9
40–49	78 ± 7	132 ± 30	116 ± 41	60 ± 13	31 ± 11	10 ± 9
50–59	76 ± 9	121 ± 27	106 ± 27	52 ± 15	25 ± 9	6 ± 6
60–69	77 ± 9	121 ± 32	111 ± 31	42 ± 13	22 ± 6	4 ± 5
70–79	72 ± 9	124 ± 22	114 ± 20	43 ± 11	24 ± 7	4 ± 5
80–99	73 ± 10	106 ± 23	95 ± 24	37 ± 12	21 ± 6	3 ± 3

Durante a análise dos parâmetros da VFC no domínio do tempo, são avaliadas a dispersão e a concentração do ritmo cardíaco. A função de propagação da frequência cardíaca é estimada pelos parâmetros do desvio padrão da distribuição do intervalo RR (SDNN, SDNN-i e SDANN-i). Em amostras curtas e em condições de processo estacionário, a função de dispersão testa a secção parassimpática da regulação do sistema nervoso autónomo; no entanto, em doentes com um ritmo primário não sinusal (bloqueio AV completo, fibrilhação auricular, síndrome do seio doente, taquicardia crónica, etc.), estes indicadores não têm uma dependência autónoma óbvia, mas determinam o corredor adaptativo das flutuações do ritmo. O parâmetro RMSSD pode ser considerado como a capacidade do nó sinusal de concentrar o ritmo cardíaco, regulado pela transição da função principal do pacemaker para diferentes secções do nó sinoatrial ou outros pacemakers com diferentes níveis de excitabilidade e sincronização de automatismo. Com um aumento da frequência cardíaca no contexto do aumento das influências simpáticas, observa-se uma diminuição do RMSSD, ou seja, um aumento da concentração e, inversamente, com um aumento da bradicardia no contexto do aumento do tónus vagal, a concentração do ritmo diminui. Mas em doentes com um ritmo primário não sinusal, o parâmetro de concentração do ritmo tem um significado independente. Sem refletir influências vegetativas, indica o nível de reservas funcionais do ritmo cardíaco para manter uma hemodinâmica adequada, o que pode ser útil na presença de bloqueio AV completo e fibrilhação auricular.

A análise espetral ou de frequência da variabilidade da frequência cardíaca (domínio da frequência) envolve a divisão da amostra processada (o número de intervalos analisados durante um determinado período de tempo) de intervalos RR utilizando a transformada rápida de Fourier e/ou a análise auto-regressiva em espectros de frequência de densidade diferente. Durante a análise espetral, vários segmentos de tempo do registo (de 2,5 a 15 min) são processados principalmente, mas segmentos curtos de registo de 5 minutos (curto prazo) são clássicos. De acordo com a interpretação fisiológica clássica, para secções curtas de uma gravação estacionária (pequenas amostras de 5 minutos), o componente de alta frequência do espetro (alta frequência - HF) reflecte, em primeiro lugar, o nível de arritmia respiratória e influências parassimpáticas no ritmo cardíaco, o componente de baixa frequência (baixa frequência - LF) - principalmente influências simpáticas, mas o tónus parassimpático também afecta a sua formação.
A relação entre os componentes de baixa e alta frequência (LF/HF) é também calculada, o que reflecte o nível de equilíbrio vagosimpático.

São utilizadas 4 gamas de frequência principais: 1) alta frequência (HF) - ondas de 0,15 a 0,40 Hz; 2) baixa frequência (LF) - ondas 0,04-0,15 Hz; 3) frequência muito baixa (VLF) - 0,0033-0,04 Hz; 4) frequência ultrabaixa (ULF) - até 0,0033.

A separação de dois componentes - HF e LF - é de importância prática. Tal como outros métodos de avaliação da VFC, a análise espetral é sobretudo uma transformação matemática, e não um método específico da investigação médica e biológica. Por conseguinte, o principal problema da utilização clínica é a avaliação do significado fisiológico e clínico dos parâmetros obtidos. O método de análise no domínio do tempo tem uma vantagem prática, uma vez que tem as interpretações clínicas mais comprovadas e é menos dependente dos aspectos técnicos da realização do estudo.

Em 2002, Georg Schmidt desenvolveu e patenteou outro novo método de avaliação da variabilidade da frequência cardíaca - a Capacidade de Desaceleração e Aceleração (DC e AC), ou seja, "a capacidade de abrandar (DC) e acelerar (AC) a frequência cardíaca". Mais tarde, G. Schmidt e A. Bauer desenvolveram esta tecnologia, e um grupo de autores realizou um grande estudo internacional para avaliar o risco de morte em pessoas que tinham sofrido um enfarte do miocárdio, que demonstrou o elevado conteúdo informativo da avaliação da DC na previsão do risco de morte. Em vários estudos de grande dimensão, ao analisar dados sobre parâmetros do ritmo cardíaco em doentes após enfarte do miocárdio, os valores de DC no intervalo de 2,5 a 4,5 ms caracterizaram pessoas com um risco médio de morte súbita cardíaca, e os valores inferiores a 2,5 ms - com um risco elevado de morte súbita cardíaca. Metodologicamente, o primeiro passo da análise é o cálculo dos intervalos RR mais longos (DC) e mais curtos (AC) do que o intervalo anterior, que são designados como "burst". São selecionados cerca de 45 mil períodos deste tipo a partir de uma amostra diária (cerca de 100 mil intervalos RR). Estes segmentos são depois calculados em média e submetidos a um tratamento matemático com o cálculo dos valores DC e AC. Apesar de a técnica de obtenção da curva exigir o processamento informático de períodos cardíacos sucessivos, a própria curva pode ser facilmente visualizada graficamente. O grau de desvio da curva é determinado pela capacidade média do coração de alterar a frequência cardíaca de batimento para batimento. A diferença entre as variações da frequência cardíaca durante a desaceleração e a aceleração é a principal vantagem deste método em relação ao método padrão utilizado para avaliar as alterações da frequência cardíaca. Assim, o DC/AC é um método de avaliação do risco de morte súbita cardíaca baseado na análise da diferença dos intervalos RR adjacentes. Apesar de a técnica estar apenas a começar a ser implementada em sistemas de HM em série e na investigação, os especialistas prevêem grandes perspectivas para o seu desenvolvimento.

Em 1999, G. Schmidt e co-autores desenvolveram um novo método para estratificar o risco de morte súbita cardíaca com base na variabilidade dos intervalos RR antes e depois da extrassístole ventricular (VE) - turbulência da frequência cardíaca (HRT).

Foram propostos dois parâmetros de turbulência: TO (turbulence onset) e TS (turbulence slope). TO é a magnitude da aceleração do ritmo sinusal após VE, e TS é a intensidade da desaceleração do ritmo sinusal após sua aceleração. A formação da turbulência pode ser representada esquematicamente pela seguinte sequência: A VE provoca uma pausa compensatória, em resultado da qual a pressão arterial (PA) diminui, o que, através do barorreflexo, provoca um aumento da frequência cardíaca (FC) e um aumento da PA, o que (através do barorreflexo) leva a uma diminuição da FC. A aceleração do ritmo sinusal após a sua desaceleração a curto prazo é considerada uma resposta fisiológica à PVC. A turbulência do ritmo cardíaco é calculada através de um método de software automatizado baseado na determinação das diferenças na duração do intervalo RR após a extrassístole ventricular.

Em 2008, foi publicado um consenso por peritos da International Society for Holter and Noninvasive Electrocardiology (ISHNE) sobre os padrões de medição, interpretação fisiológica e utilização clínica do método HRT em doentes pós-infarto. Foram identificadas três categorias de avaliação da turbulência: 1) categoria 0 (os valores de TO e TS são normais); 2) categoria 1 (os valores de TO ou TS estão fora da faixa normal); 3) categoria 2 (ambos os valores de TO e TS estão fora da faixa normal). Em todos os casos de valores de turbulência patológicos, pode falar-se de uma "redução" de um ou outro parâmetro ou de uma redução total dos parâmetros, o que pode esclarecer o tipo de categoria 2. Se houver muito poucas extra-sístoles ventriculares para serem incluídas na análise da HRT ou não forem adequadas para análise de acordo com outros critérios, elas são incluídas na categoria 0.

A avaliação dos indicadores de turbulência da freqüência cardíaca (TRH) no programa de monitorização Holter pode ser atualmente um método de predição de morte súbita cardíaca. Valores de TO $< 0\%$ e TS $>$ 2,5 ms/RR são considerados normais, enquanto TO $> 0\%$ e TS $< 2,5$ ms/RR são considerados patológicos. Os dados literários mostram que a sensibilidade, a especificidade e a precisão preditiva dos parâmetros do TSH são ligeiramente superiores às de outros testes não invasivos (variabilidade da frequência cardíaca, potenciais ventriculares tardios, etc.).

Conclusão

Assim, o método de monitorização Holter é promissor e o mais informativo entre todos os outros métodos que não utilizam intervenções diretas no sistema cardiovascular, e permite identificar e analisar todos os tipos de perturbações do ritmo cardíaco, ataques dolorosos e indolores de isquemia miocárdica. A avaliação das caraterísticas do perfil circadiano do ritmo cardíaco, dos indicadores de variabilidade e turbulência pode ser atualmente uma forma de prever a morte súbita cardíaca. A monitorização diária permite um diagnóstico mais preciso e aumenta significativamente a eficácia do tratamento das doenças cardiovasculares.

VARIABILIDADE DA FREQUÊNCIA CARDÍACA

(Revisão da literatura)

O artigo fornece informações sobre a variabilidade da frequência cardíaca (VFC) como método de avaliação do estado dos mecanismos de regulação das funções fisiológicas do corpo humano, são apresentados os métodos clássicos de análise e a possibilidade de aplicação clínica. O ritmo cardíaco é o indicador dos desvios que surgem no sistema nervoso vegetativo, e a alteração do ritmo cardíaco é o sinal prognóstico mais precoce de muitas doenças. Na prática clínica, a análise da variabilidade do ritmo cardíaco (VFC) tem cada vez mais aplicação na seleção de doses óptimas de preparações, tendo em conta o tónus vegetativo de um organismo e para o controlo da terapia gasta.

Introdução

As alterações do ritmo cardíaco são uma reação operacional universal de todo o organismo em resposta a qualquer impacto do ambiente externo. Baseia-se, antes de mais, na garantia de um equilíbrio entre os sistemas nervosos simpático e parassimpático. Esta é a base de numerosos métodos de estudo da variabilidade da frequência cardíaca (VFC). A variabilidade da frequência cardíaca é um método que avalia o estado dos mecanismos que regulam as funções fisiológicas do corpo humano, nomeadamente, a atividade global dos mecanismos reguladores, a regulação neuro-humoral do coração, bem como a relação entre as partes simpática e parassimpática do sistema nervoso autónomo. Uma caraterística do método é a sua não especificidade em relação às formas nosológicas de patologia e a sua elevada sensibilidade a uma grande variedade de influências internas e externas.

O método baseia-se no reconhecimento e na medição dos intervalos de tempo entre os intervalos RR de um eletrocardiograma, na construção de séries dinâmicas de cardiointervalos (cardiointervalogramas) com a subsequente análise das séries numéricas obtidas utilizando vários métodos matemáticos.

O objetivo deste estudo foi o estudo dos conceitos modernos da variabilidade da frequência cardíaca, a consideração dos métodos clássicos de análise e as possibilidades de aplicação clínica. O material de pesquisa foi constituído por publicações que continham informações actuais sobre os métodos de estudo, possibilidades de avaliação e correção dos parâmetros da VFC em pessoas saudáveis e em pessoas com várias condições patológicas.

Discussão

Os métodos de estudo da VFC têm uma história de mais de um século. A prioridade no desenvolvimento de muitos domínios desta abordagem científica pertence à escola fisiológica russa. A partir do final dos anos 50, os métodos de análise da VFC começaram a desenvolver-se ativamente na União Soviética, sendo utilizados principalmente na medicina espacial e na fisiologia.

A utilização da análise da VFC como método de avaliação das capacidades adaptativas do organismo ou do nível de stress atual é de interesse prático para várias áreas da fisiologia aplicada, da medicina profissional e desportiva. O desenvolvimento de diagnósticos pré-nzoológicos permitiu identificar, entre pessoas praticamente saudáveis, um número significativo de pessoas com stress elevado e muito elevado dos sistemas reguladores, com um risco acrescido de falha de adaptação e de aparecimento de desvios patológicos e doenças. O crescente interesse dos clínicos na avaliação da VFC está associado, sobretudo, à introdução dos seus algoritmos automáticos nos sistemas comerciais de monitorização Holter (HM). A avaliação do estado da VFC como um estudo independente ainda não é um método obrigatório quando se examinam pacientes para indicações clínicas. No entanto, as oportunidades significativas na análise complexa do ritmo cardíaco durante a HM tornam a avaliação da VFC um componente obrigatório de qualquer estudo.

A avaliação da VFC não é algo fundamentalmente novo para um médico . Ao analisar qualquer eletrocardiograma, começa-se por avaliar o valor médio do intervalo RR (ou a FC, como inverso do intervalo RR) e os valores dos intervalos RR máximo e mínimo na secção analisada do eletrocardiograma (ECG). Com base nestes dados, chega-se a uma conclusão sobre a gravidade da arritmia sinusal, que reflecte o nível de influência vegetativa no ritmo cardíaco. As modernas tecnologias informáticas permitem o cálculo automático de quaisquer matrizes de intervalos RR utilizando várias transformações matemáticas e gráficas. Atualmente, os métodos clássicos de avaliação da VFC são efectuados nos modos de análise temporal ou estatística (domínio do tempo) e de frequência ou espetral (domínio da frequência).

Uma caraterística da análise da VFC é que os médicos devem compreender claramente a inespecificidade dos resultados obtidos e não tentar procurar indicadores de VFC inerentes a uma forma nosológica particular de patologia. Os dados da análise da VFC devem ser comparados com outros dados clínicos: indicadores instrumentais, bioquímicos e anamnésicos.

A análise temporal refere-se a um grupo de métodos de avaliação da VFC baseados na utilização de programas estatísticos para calcular os valores de uma amostra de intervalos RR, com posterior avaliação fisiológica e clínica dos dados obtidos.

Parâmetros de análise da VFC no domínio do tempo durante a monitorização Holter:

Média (ms) - o valor médio de todos os intervalos RR (o valor recíproco da FC média); SDNN (ms) - o desvio-padrão de todos os intervalos

RR analisados; SDNN-i (ms) - o valor médio dos desvios-padrão para períodos de 5 minutos; SDANN-i (ms) - o desvio-padrão dos valores dos intervalos RR calculados em média durante 5 minutos; RMSSD (ms) - a raiz quadrada da soma das diferenças entre intervalos RR sucessivos; pNN50 (%) - a percentagem de episódios de diferenças entre intervalos RR sucessivos superiores a 50 ms; SDSD - o desvio padrão da diferença entre intervalos RR adjacentes; Contagens (ou contagens NN50) - o número total de diferenças entre intervalos adjacentes registados durante 24 horas que diferem em mais de 50 ms.

Os parâmetros Média, SDNN, SDNNi e SDANN reflectem a análise de intervalos RR sucessivos. A essência da avaliação do indicador RMSSD é avaliar o grau de diferença entre dois intervalos RR adjacentes. Quanto maior for a diferença entre intervalos RR adjacentes (ou seja, quanto maior for a arritmia sinusal), maiores serão os valores de RMSSD. O indicador pNN50 também reflecte o grau de diferença entre intervalos RR adjacentes, mas o principal critério para a avaliação é a diferença entre dois intervalos adjacentes em mais de 50 ms. Pode ocorrer em pausas ou acelerações súbitas do ritmo.

As abordagens matemáticas à análise do domínio do tempo reflectem, em primeiro lugar, o grau de expressão da arritmia sinusal. Este facto está relacionado com a interpretação fisiológica e clínica dos resultados da análise temporal da VFC. De acordo com a interpretação clássica, com o registo padrão de segmentos de ritmo curtos em repouso, todos os indicadores da análise temporal da VFC aumentam com um aumento das influências parassimpáticas e diminuem com o bloqueio vagal farmacológico ou cirúrgico ou com a estimulação dos receptores β-adrenérgicos.

O principal vetor da avaliação da VFC situa-se em duas direcções polares: um aumento dos parâmetros da análise temporal da VFC está associado a um aumento das influências parassimpáticas, e a sua diminuição está associada à ativação do tónus simpático. Esta terminologia é frequentemente utilizada: "diminuição" ou "aumento" da variabilidade da frequência cardíaca. Uma diminuição do SDNN inferior a 50 ms é um sinal altamente específico na previsão da morte em pacientes que sofreram um enfarte do miocárdio.

O desenvolvimento de parâmetros padrão da HRV durante a HM é uma tarefa difícil. Regra geral, os grupos de observação não excedem várias dezenas de pessoas. Ao dividir os grupos por sexo e idade, o número de indivíduos diminui ainda mais, o que, dado um indicador tão individual de várias influências exógenas e endógenas, torna extremamente difícil determinar a norma de reação do grupo. Ao mesmo tempo, a indubitável informatividade da avaliação da VFC, comprovada em vários grupos clínicos, exige uma procura constante de critérios padrão óptimos. Com a idade - dos 20 aos 99 anos, nota-se uma diminuição gradual dos indicadores temporais da VFC. Considerando que, neste contexto, a FC média não aumenta, mas diminui, esta dinâmica relacionada com a idade reflecte o processo de uma diminuição gradual das influências vegetativas no ritmo cardíaco, e não um aumento das influências simpáticas.

A avaliação da VFC durante o sono e a vigília é de grande importância clínica e prática. Para além da informação sobre a natureza da regulação do ritmo cardíaco em vários estados funcionais, estes dados permitem avaliar de forma prática a VFC quando se perdem registos durante diferentes períodos do dia devido a artefactos ou problemas técnicos que podem ocorrer na utilização prática da HM. Durante muito tempo, a pulsometria variacional foi um método comum para avaliar a VFC. O método também se baseia na utilização da análise estatística de intervalos RR sucessivos. O principal desenvolvimento da interpretação fisiológica dos indicadores de pulsometria variacional pertence à escola do Professor R. M. Baevsky.

Ao usar a pulsometria de variação, os seguintes parâmetros principais são distinguidos: Modo (Mo, ms) - o valor do intervalo RR no dígito máximo do histograma, o principal nível de funcionamento do nó sinusal;

Amplitude do modo (AMo, %) - a percentagem de cardiointervalos no dígito máximo do histograma;

ΔX (ms) - a diferença entre os valores máximo e mínimo do intervalo RR no histograma (a largura da base do histograma do intervalo).

Os indicadores Mo e AMo reflectem a atividade do sistema simpático-adrenal e o indicador ΔX reflecte o nível de regulação parassimpática. Apesar do facto de os algoritmos automáticos dos sistemas comerciais modernos de HM não utilizarem os métodos de pulsometria variacional, o seu cálculo é possível manualmente, utilizando os parâmetros do histograma. O método pode ser utilizado na ausência de opções de análise automática da VFC no sistema de monitorização Holter utilizado.

Estão constantemente a ser desenvolvidas novas estimativas da VFC na HM. Assim, G. V. Ryabykina e A. V. Sobolev propuseram um método original para analisar a VFC com base na avaliação das variações em secções curtas do ritmograma. Na sua essência, este método também se refere a métodos temporais (domínio do tempo) para avaliar a VFC. A particularidade do método é que, para avaliar a VFC, não são utilizados os valores individuais dos intervalos RR e as suas diferenças, mas sim as caraterísticas do ritmograma obtidas através da média dos valores dos intervalos RR e das suas diferenças em intervalos de tempo relativamente curtos (20 - 40 s). Quando se utiliza este método, o ritmograma é dividido em secções curtas que contêm o mesmo número de intervalos RR, nas quais a VFC é avaliada com uma análise estatística subsequente dos dados obtidos para todas as secções curtas do ritmograma para o período de tempo considerado. A variação das secções curtas do ritmograma é utilizada como caraterística básica para esta análise. A utilização deste método, bem como a avaliação dos índices médios de SDNN (SDNNi, SDANNi), implica a eliminação de possíveis alterações aleatórias do ritmo, artefactos e complexos ectópicos isolados.

A análise espetral ou de frequência da VFC (domínio da frequência) envolve a divisão da amostra processada (número de intervalos analisados durante um determinado tempo) de intervalos RR utilizando a transformada rápida de Fourier e (ou) a análise auto-regressiva em espectros de frequência de densidade diferente. Na análise espetral, são processados principalmente vários segmentos de tempo do registo (de 2,5 a 15 minutos), no entanto, o indicador clássico são os segmentos curtos de registo de 5 minutos (curto prazo). De acordo com a interpretação fisiológica clássica, para secções curtas de um registo estacionário (pequenas amostras de 5 minutos), o componente de alta frequência do espetro (alta frequência - HF) reflecte, em primeiro lugar, o nível de arritmia respiratória e influências parassimpáticas no ritmo cardíaco. O componente de baixa frequência (baixa frequência - LF) - influências principalmente simpáticas, mas o tónus parassimpático também afecta a sua formação. Também se calcula a relação entre as frequências baixas e os componentes de alta frequência (LF/HF), o que reflecte o nível de equilíbrio vagosimpático.

A análise espetral é, antes de mais, uma transformação matemática, e não um método específico da investigação médica e biológica, pelo que o principal problema da sua utilização na clínica é a avaliação do significado fisiológico e clínico dos parâmetros obtidos. Segundo a interpretação clássica, com um aumento das influências simpáticas (prova de esforço) ou com um bloqueio parassimpático (administração de atropina), a componente de alta frequência do espetro (HF) é nivelada. Com o bloqueio simpático, pelo contrário, as ondas de baixa frequência (LF) diminuem. O maior valor prognóstico na monitorização Holter são os indicadores de tempo (SDNN, RRNN e, possivelmente, pNN50%), indicadores de análise espetral (LF/HF, ULF).

Para efeitos de prognóstico da VFC, é aconselhável determiná-la não antes de uma semana após o enfarte do miocárdio, uma vez que nos primeiros dias a avaliação prognóstica é impossível devido às alterações multidireccionais da atividade autonómica. A importância prognóstica da VFC aumenta com um aumento da duração do registo do ECG, pelo que, para estratificar os doentes em grupos de risco, se recomenda o registo do ECG durante 24 horas.

O mecanismo pelo qual a VFC diminui após o enfarte do miocárdio (IM) não é totalmente compreendido. Supõe-se que as alterações na geometria do coração em contração, causadas por segmentos necróticos e não-contrácteis, podem causar um aumento dos impulsos das fibras simpáticas aferentes devido ao estiramento mecânico das terminações sensoriais. Esta ativação dos componentes simpáticos enfraquece as influências vagais no nó sinusal. A diminuição dos índices de VFC é um preditor independente altamente informativo de taquicardia ventricular, fibrilhação ventricular e morte súbita em doentes com enfarte do miocárdio, juntamente com factores como o registo de potenciais ventriculares tardios, extra-sístoles ventriculares de alto grau, fração de ejeção ventricular esquerda reduzida, dispersão do intervalo QT e diabetes mellitus concomitante. De particular valor prático é o estudo da VFC para fins de estratificação de risco, ou seja, para identificar pacientes com alto risco de desenvolver arritmias malignas.

Nas taquicardias supraventriculares paroxísticas, o registo e a análise da VFC permitem identificar uma diminuição das reservas funcionais da ligação simpatoadrenal da regulação autonómica do ritmo. Neste contexto, a predominância de influências parassimpáticas é o mecanismo fisiopatológico da taquicardia supraventricular e das formas "vagais" de fibrilhação auricular. Na forma paroxística da fibrilhação auricular, o registo da VFC permite-nos distinguir as variantes vagal, adrenérgica e mista, o que nos permite otimizar a terapia anti-recidiva. Na forma permanente de fibrilhação auricular, o registo da VFC ajuda a avaliar a integridade da condução do impulso através da junção AV, o que também é importante na escolha e monitorização da terapêutica antiarrítmica.

O objetivo do estudo da variabilidade da frequência cardíaca em doentes com hipertensão arterial (HA) é avaliar o estado funcional atual do organismo. Ao determinar o grau de risco e ao decidir sobre a necessidade de terapia medicamentosa em pacientes com hipertensão arterial, é necessário ter em conta o estado funcional atual. A disfunção do sistema nervoso autónomo, a regulação neuro-humoral prejudicada, revelada no estudo da VFC, permite-nos falar de danos no sistema nervoso autónomo como órgão-alvo juntamente com os órgãos-alvo tradicionais (coração, rins, vasos). Nos doentes com hipertensão e hipertrofia ventricular esquerda (HVE), os índices de VFC são significativamente mais baixos do que nos doentes sem HVE, mas o valor diagnóstico deste facto é reduzido.

O principal valor diagnóstico do estudo da VFC em pacientes com hipertensão é que o método é um preditor independente do risco de complicações e, independentemente da presença ou ausência de danos nos órgãos-alvo e condições clínicas associadas, permite determinar as tácticas de gestão do paciente.

O próximo objetivo da análise matemática dos índices de VFC em pacientes com hipertensão é estudar as caraterísticas da regulação neuro-humoral em variantes patogénicas individuais da hipertensão arterial. Em particular, na hipertensão arterial no idoso e na idade senil, que se caracteriza por uma série de caraterísticas clínicas e patogénicas.

De grande importância diagnóstica é o estudo da VFC para efeitos de diagnóstico diferencial entre distonia neurocirculatória de tipo hipertensivo ou distonia vegetativo-vascular e hipertensão arterial. A abordagem para resolver este problema baseia-se no reconhecimento do facto de que a hipertensão, especialmente durante períodos de mudanças hormonais, pode ocorrer com alterações vegetativas pronunciadas. Em caso de disfunção vegetativa, é possível um aumento da pressão arterial, mas este é instável e não determina o quadro clínico da doença. No diagnóstico de alterações vegetativas pronunciadas na hipertensão, uma predominância obviamente excessiva da atividade de uma das partes do sistema nervoso autónomo (SNA) pode ser informativa.

A escolha dos medicamentos de "primeira linha" em doentes com hipertensão arterial pode e deve ser efectuada tendo em conta o contexto da regulação neuro-humoral. Por exemplo, a predominância da atividade do sistema simpático-adrenal em repouso e uma resposta adequada a um teste ortostático ativo constituem a base para a prescrição de β-bloqueadores (na ausência de contra-indicações). A predominância de influências humoral-metabólicas (componente VLF) na estrutura da análise do domínio da frequência da VFC permite que os inibidores da ECA sejam considerados o fármaco de eleição. Um pouco menos frequentemente, o componente de alta frequência (HF) pode predominar na estrutura da análise do domínio da frequência. Neste caso, os antagonistas do cálcio podem ser considerados o fármaco de eleição. O predomínio de oscilações muito lentas na estrutura do domínio das frequências (VLF > 60 e rácio LF/HF > 1,5) indica um mau estado funcional do organismo na hipertensão arterial, o que pode ser a base para transferir o doente para um grupo de risco mais elevado.

Assim, a avaliação do equilíbrio das divisões do sistema nervoso autónomo permite selecionar um medicamento de "primeira linha". Em primeiro lugar, isto significa prescrever β-bloqueadores, antagonistas do cálcio, inibidores da ECA e outros medicamentos de ação periférica e central. Durante o tratamento, o estudo da VFC permite monitorizar a terapia medicamentosa e analisar a sua eficácia. A análise da variabilidade da frequência cardíaca em doentes com hipertensão arterial reflecte o grau de disfunção autonómica. Com a evolução da doença, observa-se uma diminuição progressiva da VFC global, uma diminuição da atividade da divisão parassimpática do SNA e uma predominância crescente da divisão simpática do SNA.

Conclusão

A variabilidade da frequência cardíaca é um dos indicadores quantitativos mais promissores da atividade autonómica. Uma modificação relativamente simples do método torna a sua utilização cada vez mais popular. Com o aparecimento de cada vez mais aparelhos que permitem a medição automática da VFC, o médico dispõe de uma ferramenta bastante simples para resolver problemas clínicos e de investigação.

Os objectivos do estudo da VFC em doenças individuais, na sua forma mais geral, podem ser formulados da seguinte forma

- Previsão da evolução da doença - estratificação dos doentes em função do grau de risco de complicações.
- Esclarecimento do potencial de reabilitação dos pacientes examinados.
- Previsão da probabilidade de desenvolvimento de reacções inadequadas e (ou) paradoxais às medidas de tratamento em curso.
- Otimização da terapia em curso tendo em conta o contexto da

regulação neuro-humoral.

■ Avaliação da eficácia da terapia medicamentosa e não medicamentosa em curso.

A variabilidade da frequência cardíaca pode ser utilizada para controlar a eficácia da reabilitação física, para avaliar a eficácia do treino físico. Assim, os critérios para o efeito positivo do treino físico são o aumento da componente de alta frequência (aumento da atividade parassimpática) e a diminuição da potência espetral das oscilações de baixa e muito baixa frequência em repouso e a normalização da sensibilidade barorreflexa (adequação da resposta do rácio LF/HF) durante um teste ortostático.

O estudo da variabilidade da frequência cardíaca (VFC) tem um importante valor prognóstico e diagnóstico, tanto no exame de pessoas praticamente saudáveis, incluindo atletas, como em doentes com uma grande variedade de patologias: disfunções autonómicas, doenças dos sistemas cardiovascular, nervoso, respiratório e endócrino. A baixa variabilidade da frequência cardíaca é um marcador de muitas condições patológicas, incluindo um indicador prognóstico de um risco crescente de resultados letais.

TURBULÊNCIA DA FREQUÊNCIA CARDÍACA EM DOENTES COM HIPERTENSÃO ARTERIAL E ARRITMIA VENTRICULAR

A procura de preditores de risco de mortalidade cardíaca é um dos problemas mais actuais da medicina de investigação moderna. A aplicação da turbulência da frequência cardíaca (HRT) é atualmente um dos métodos de prognóstico de morte súbita cardíaca.

O método HRT baseia-se na avaliação da capacidade dos sistemas de regulação independentes do ritmo (em primeiro lugar, o sistema barorreflexo) para compensar rapidamente as alterações hemodinâmicas intracardíacas causadas por violações ventriculares do ritmo cardíaco. O conceito do método HRT foi introduzido pela primeira vez na comunidade médica por George Schmidt e os seus colegas da Universidade de Tecnologia de Munique em 1999. A equipa de investigação de George Schmidt sugeriu duas caraterísticas da HRT: o início da turbulência (TO) e a inclinação da turbulência (TS). TO é uma taxa de aceleração do ritmo sinusal após VE, e TS é uma intensidade de desaceleração do ritmo sinusal. Os valores TO < 0 % e TS $> 2,5$ mc/RR são geralmente considerados normais, pelo que TO > 0 % e TS $< 2,5$ mc/RR são anormais. A aceleração do ritmo sinusal após uma diminuição da frequência cardíaca a curto prazo é considerada como uma resposta fisiológica à VE.

O artigo apresenta a análise dos parâmetros de turbulência em pacientes com hipertensão arterial e o estudo das possíveis alterações do TO e TS associadas à hipertensão arterial grave, enfarte do miocárdio, e também apresentam estenocardia de tensão estável. Descreve-se a inter-relação da turbulência da frequência cardíaca com outros factores de risco conhecidos de morte súbita (variabilidade da frequência cardíaca, perfil circadiano de um ritmo cardíaco, quantidade de extra-sístoles ventriculares).

Introdução

O fenómeno da turbulência da frequência cardíaca (HRT) tem sido intensamente abordado em publicações científicas nos últimos anos. A sua essência reside numa oscilação bifásica da duração dos ciclos cardíacos após uma extrassístole - uma diminuição inicial e um aumento subsequente. Estas oscilações são interpretadas pela maioria dos autores como uma manifestação do barorreflexo. O encurtamento extrassistólico da diástole leva a um enchimento insuficiente dos ventrículos do coração e a uma diminuição do débito cardíaco, o que leva à irritação do aparelho barorreceptor da aorta e a um aumento compensatório da frequência cardíaca (o início da turbulência). A pausa pós-extrasistólica, pelo contrário, está associada a um enchimento diastólico prolongado, a um aumento do volume sistólico e a um aumento da pressão arterial acima do normal. Esta sequência leva a deslocamentos inversos (cessação da turbulência). Ambas as fases, de acordo com a literatura, são mediadas principalmente pelo sistema nervoso parassimpático. A monitorização da resposta natural dos barorreceptores às flutuações da pressão arterial associadas às extra-sístoles ventriculares (EV) é um dos principais métodos para avaliar o seu perigo.

Atualmente, um método de previsão de morte súbita cardíaca pode ser a avaliação dos parâmetros de turbulência da frequência cardíaca (HRT).

A reação fisiológica bifásica do nó sinusal às extra-sístoles ventriculares consiste numa curta aceleração inicial seguida de uma desaceleração da frequência cardíaca. Esta reação pode ser avaliada através de dois parâmetros: Início da Turbulência e Inclinação da Turbulência.

Nos estudos do laboratório de G. Schmidt, os registos de ECG contendo 3-5 intervalos RR sinusais consecutivos antes da extrassístole ventricular (VE) e 15-20 intervalos após a pausa compensatória são utilizados para calcular o HRT. Os parâmetros de turbulência podem ser medidos para cada VE e apresentados como um valor médio com um desvio padrão; o cálculo da média também é permitido para grupos de extra-sístoles ventriculares que satisfaçam determinados critérios de seleção, por exemplo, o intervalo de acoplamento normalizado.

Os parâmetros de turbulência podem ser medidos para cada extrassístole ventricular e apresentados como um valor médio com um desvio padrão; o cálculo da média também é permitido para grupos de extrassístoles ventriculares que satisfaçam determinados critérios de seleção, por exemplo, o intervalo de acoplamento normalizado. Os RRs correspondentes aos seguintes parâmetros são excluídos da análise: intervalos < 300 ms, > 2000 ms, com uma diferença entre os intervalos sinusais anteriores > 200 ms, com uma diferença > 20% da média de 5 intervalos sinusais consecutivos.

O fenómeno TO está associado ao facto de os canais iónicos dos cardiomiócitos ainda não estarem totalmente restaurados no momento da contração ectópica prematura, o que leva a um encurtamento do potencial de ação (PA). A contração prematura está associada a um enchimento diastólico incompleto das câmaras cardíacas, em resultado do qual o volume sistólico diminui e a contratilidade diminui (mecanismo de Frank-Starling). Isto, por sua vez, reduz o nível da pressão arterial (PA) e leva à ativação dos barorreceptores carotídeos e aórticos e, através do arco barorreflexo, a um aumento da frequência cardíaca (FC).

O fenómeno da TS pode ser explicado da seguinte forma: a partir do momento da pausa compensatória, os canais iónicos lentos dos cardiomiócitos são completamente restaurados. Isto leva a um prolongamento do potencial de ação (PA), a um aumento do volume sistólico, a um aumento da PA (o fenómeno da potenciação pós-extrasistólica), e o aumento da PA através do barorreflexo reduz a FC.

Assim, a formação da TSH pode ser esquematicamente representada pela seguinte sequência: a extrassístole ventricular provoca uma pausa compensatória, em resultado da qual a pressão arterial diminui, o que, através do barorreflexo , provoca um aumento da frequência cardíaca e um aumento da pressão arterial, o que (através do barorreflexo) leva a uma diminuição da frequência cardíaca.

O objetivo do presente estudo foi analisar os parâmetros da TSH (TO e TS) em indivíduos com diagnóstico de hipertensão arterial de 1 -2-3 graus. Comparar estes dados com os obtidos no grupo de controlo.

Estudar a alteração dos parâmetros de turbulência (TO e TS) associada à gravidade da hipertensão arterial, enfarte do miocárdio prévio e angina estável existente.

Estudar as caraterísticas da TRH na relação entre os seus parâmetros e outros factores de risco conhecidos para a morte súbita cardíaca (variabilidade da frequência cardíaca, perfil circadiano da frequência cardíaca, número de extra-sístoles ventriculares).

Materiais e métodos

A análise dos parâmetros de turbulência da frequência cardíaca (TRH) foi efectuada em 95 doentes com diagnóstico de hipertensão arterial de grau 1-2-3 (idade média 65,3 ± 4,5 anos; 51,6% homens, 48,4% mulheres). O grupo de controlo incluiu 15 indivíduos sem hipertensão (idade média de 36 ± 7,1 anos; 20% homens, 80% mulheres). Todos os doentes foram submetidos a análises bioquímicas ao sangue, incluindo determinação do espetro lipídico, nível de glucose e enzimas sanguíneas específicas do coração para excluir alterações miocárdicas focais agudas. O exame clínico e instrumental incluiu: Registo de ECG de 12 derivações, monitorização de ECG Holter e monitorização diária da pressão arterial. A HRT foi calculada utilizando um método de software automatizado baseado na determinação das diferenças na duração do intervalo RR após uma extrassístole ventricular. Para analisar a turbulência, foram determinados os parâmetros TO (Turbulence onset) e TS (Turbulence slope). De acordo com os critérios aceites, TO < 0% e TS > 2,5 ms/RR foram considerados parâmetros normais de turbulência.

A média dos dados de um doente foi calculada utilizando métodos estatísticos padrão . Os cálculos foram efectuados utilizando o pacote MS Office Excel, 2007 SP1. Para determinar a dependência linear entre conjuntos de dados, foi calculado o coeficiente de correlação de Pearson; na comparação de valores médios, foi utilizado o teste t para amostras independentes; para variáveis categorizadas, foi utilizado o teste exato de Fisher unilateral. Os dados são apresentados como médias aritméticas e desvios-padrão (M ± DP). O nível de significância foi considerado fiável com $p < 0,05$.

Resultados e discussão

A monitorização Holter foi efectuada em 95 doentes com o diagnóstico de hipertensão arterial de grau 1-2-3 e em 15 indivíduos sem hipertensão arterial mas com extra-sístoles ventriculares, registadas durante a monitorização Holter ECG (dos quais 53,3% tinham o diagnóstico de distrofia miocárdica na altura do estudo; 46,7% não tinham diagnóstico estabelecido).

No grupo principal, identificámos três subgrupos. O primeiro: doentes com diagnóstico de hipertensão arterial de grau 1-2-3, com antecedentes de enfarte agudo do miocárdio no passado (32 pessoas). O segundo: pacientes com hipertensão arterial de grau 2-3, com angina estável de segunda classe (26 pessoas). A terceira: doentes com hipertensão arterial de grau 2-3, sem sinais de angina estável e (ou) dados sobre uma história de enfarte do miocárdio (37 pessoas).

Tabela 1 - Doentes com hipertensão arterial dos graus 1-2-3, com antecedentes de enfarte agudo do miocárdio

AH, n = 32	VE	TO, normal values < 0 %	TS, normal values > 2,5 мс/RR	SDNN, normal values 103–179 ms	SDNNi, normal values 39–69 ms	CI, normal values 1,22–1,44
AH 1 degree, n = 5	488	-1,94 ± 1,21	11,72 ± 9,78	161 ± 24,26	68 ± 27,8	1,22 ± 0,03
AH 2 degree, n = 24	4106	0,068 ± 4,41	6,54 ± 7,42	133 ± 41,21	60 ± 36,6	1,17± 0,06
AH 3 degree, n = 3	41	2,847 ± 2,98	12,33 ± 10,6	133 ± 47,54	49 ± 23,1	1,1± 0,05

A média do TO (turbulence onset, a magnitude da aceleração do ritmo sinusal após a VE) nos doentes com HÁ de 1° grau, que sofreram enfarte do miocárdio, está dentro dos valores normais e é de -1,94 ± 1,21. A média do TS (turbulence slope, a intensidade da desaceleração do ritmo sinusal após a sua aceleração) foi de 11,72 ± 9,78, o que também está dentro dos valores normais. Todos os doentes apresentavam um perfil normal do ritmo circadiano (IC = 1,22 ± 0,03). Não foi encontrada relação entre TO e TS (r = -0,6). Foi encontrada uma correlação positiva entre os parâmetros de turbulência (TO e TS) e o índice circadiano (CI) (r = 0,15; r = 0,024). A variabilidade da frequência cardíaca (SDNN, SDNNi) estava dentro dos limites da normalidade, tendo sido estabelecida uma correlação negativa entre os parâmetros de turbulência (TO) e a variabilidade (SDNN, SDNNi) (r = -0,2477; r = -0,15099).

A média do TO nos indivíduos com HA do 2° grau que sofreram IM foi de 0,068 ± 4,41, o parâmetro TS foi de 6,54 ± 7,42. O índice circadiano foi de 1,17 ± 0,06, o que corresponde a um perfil circadiano rígido da frequência cardíaca. Foi encontrada uma correlação positiva entre os valores de TO e TS (r = 0,02), o que provavelmente sugere um aumento na relação entre os parâmetros com a gravidade da hipertensão. Foi encontrada uma correlação negativa entre TO e IC (r = -0,009) e uma correlação positiva entre TS e IC (r = 0,114). Foi revelada uma diminuição da variabilidade da frequência cardíaca (SDNN, SDNNi) e confirmada uma correlação positiva entre TO (início da turbulência) e SDNN (r = 0,31826; p = 0,01), bem como entre TO e SDNNi (r = 0,70312; p = 0,0001).

Nos indivíduos com HA de 3 graus e história de enfarte do miocárdio, o parâmetro TO foi de 2,847 ± 2,98 e TS = 12,33 ± 10,6. Foi registada uma nova diminuição do índice circadiano: IC = 1,1 ± 0,05. Segundo alguns autores, este facto pode estar associado à progressão da desnervação autonómica do coração [4, 10]. O aumento do coeficiente de correlação (r = 0,873 para TO e TS versus r = 0,02 em indivíduos com hipertensão de 2 graus) provavelmente sugere uma relação crescente entre os parâmetros de TRH.

Não foi encontrada nenhuma relação entre os parâmetros de turbulência e o IC (r = - 0,68; r = -0,95). Foi estabelecido um alto grau de correlação (r = 0,3954-0,9022) entre o início da turbulência e a VFC (SDNN, SDNNi). De seguida, apresentam-se os resultados da análise dos parâmetros da HRT em indivíduos com HA e com diagnóstico de angina estável.

Tabela 2 - Pacientes com hipertensão arterial de 2-3 graus, com diagnóstico de angina estável de segunda classe

AH, n = 26	VE	TO, normal values < 0 %	TS, normal values > 2,5 мс/RR	SDNN, normal values 103–179 ms	SDNNi, normal values 39–69 ms	CI, normal values 1,22–1,44
AH 2 degree, n = 16	1960	-0,551 ± 4,23	9,3 ± 8,7	153 ± 43,44	68,3 ± 36,5	1,23 ± 0,16
AH 3 degree, n = 10	223	-0,451 ± 1,23	6,56 ± 7,93	145 ± 36,69	55 ± 16,4	1,2 ± 0,08

Os valores médios de TO e TS no subgrupo correspondem aos padrões normativos. A relação entre os parâmetros de turbulência (TO e TS) foi confirmada (r = 0,39-0,65; p = 0,01-0,04). Foi revelada uma diminuição progressiva do índice circadiano (IC = 1,23 ± 0,16 nos doentes com hipertensão de 2 graus; IC = 1,2 ± 0,08 - na hipertensão de 3 graus), o que confirma o facto do desenvolvimento da desnervação autonómica do coração à medida que a hipertensão progride. Estabeleceu-se um aumento da correlação entre os indicadores TO e IC (r = -0,31867 em indivíduos com hipertensão de 2 graus; r = 0,55532 - em hipertensão de 3 graus) e uma correlação positiva entre TS e IC (r = 0,3265-0,0256). Foi confirmada uma correlação positiva entre o início da turbulência (TO) e a VFC (SDNNi) (r = 0,2180-0,0899). Em seguida, os parâmetros de turbulência foram analisados em pacientes com HA, sem diagnóstico de infarto do miocárdio e/ou angina estável.

Tabela 3 - Doentes com hipertensão arterial de 2-3 graus, sem diagnóstico de angina de peito estável e/ou história de enfarte do miocárdio

AH, n = 37	VE	TO, normal values < 0 %	TS, normal values > 2,5 мс/RR	SDNN, normal values 103–179 ms	SDNNi, normal values 39–69 ms	CI, normal values 1,22–1,44
AH 2 degree, n = 28	4712	0,395 ± 2,82	7,75 ± 7,4	160 ± 48,41	68,8 ± 44,67	1,23 ± 0,09
AH 3 degree, n = 9	1800	1,556 ± 4,42	3,27 ± 1,46	134 ± 22	57,3 ± 33,98	1,12 ± 0,07

O valor médio do TO foi de 0,395 ± 2,82 (hipertensão de 2 graus) e 1,556 ± 4,42 (hipertensão de 3 graus) (com a norma < 0%). O TS médio foi de 7,75 ± 7,4 (hipertensão de 2 graus) e 3,27 ± 1,46 (hipertensão de 3 graus) (com a norma > 2,5 ms/RR). Foi confirmada uma diminuição progressiva do índice circadiano (IC = 1,23 ± 0,09 nos indivíduos com hipertensão de 2 graus; IC = 1,12 ± 0,07 - com hipertensão de 3 graus). Foi estabelecida uma correlação positiva entre os parâmetros de turbulência (TO e TS), aumentando com a gravidade da hipertensão (r = 0,0468 - para hipertensão de 2 graus; r = 0,2056 - para hipertensão de 3 graus); correlação negativa para os parâmetros TO e IC e uma correlação positiva entre TS e IC (r = 0,42-0,49). Foi confirmada uma correlação positiva entre o início da turbulência (TO) e a VFC (r = 0,1886-0,6923 - TO e SDNN; r = 0,4433-0,4638; p = 0,01 - TO e SDNNi).

O grupo de controlo incluiu 15 indivíduos sem hipertensão arterial com extra-sístoles ventriculares registadas durante a monitorização por Holter ECG (Tabela 4). O diagnóstico de distrofia miocárdica (DM) foi efectuado em 8 deles. Os restantes não tinham qualquer diagnóstico esclarecido à data do estudo.

Tabela 4 - Pacientes sem hipertensão arterial

Without AΓ, n = 14	VE	TO, normal values < 0 %	TS, normal values > 2,5 мс/RR	SDNN, normal values 103–179 ms	SDNNi, normal values 39–69 ms	CI, normal values 1,22–1,44
MD, n = 8	940	-1,82 ± 4,23	14,95 ± 12,12	177 ± 27,1	79,25 ± 25,4	1,3 ± 0,13
without diagnose, n = 7	1255	-2,85 ± 3,16	13,77 ± 14,81	179 ± 57,7	67,86 ± 25,7	1,35 ± 0,09

Os valores médios dos parâmetros de turbulência (TO e TS) no grupo de controlo corresponderam à norma, tanto nos indivíduos com distrofia miocárdica como nos indivíduos sem distrofia miocárdica. Os valores do IC também corresponderam à norma (1,22-1,44), o que indica um perfil normal do ritmo circadiano. Foi encontrada uma correlação negativa entre os parâmetros TO e TS (r = -0,0387), uma correlação positiva entre os parâmetros de turbulência (TO e TS) e o perfil do ritmo circadiano (CR) (r = 0,12103; r = 0,0379). Um alto grau de correlação foi encontrado entre TO e SDNN (r = 0,2417-0,8332; p <0,005), TO e SDNNi (r = 0,3499-0,5662; p <0,005).

Tabela 5 - Valores dos parâmetros do TSH nos grupos principal e de controlo

HRT parameters	Main group, n = 95	Control group, n = 15
TO > 0%; TS > 2,5 ms/RR	37 (33,64 %)	3 (2,73 %)
TO < 0%; TS < 2,5 ms/RR	23 (20,91 %)	No
TO > 0%; TS < 2,5 ms/RR	8 (7,27 %)	No
Average value TO	0.275 ± 1.55	-2.29 ± 3.67
Average value TS	8.21 ± 3.18	14.4 ± 12.95

Conclusão

As alterações patológicas da turbulência da frequência cardíaca (HRT) em indivíduos diagnosticados com hipertensão manifestam-se principalmente por um aumento do parâmetro TO (valor normal < 0%) superior a zero, progridem com o aumento da gravidade da hipertensão arterial e são caraterísticas das perturbações do ritmo ventricular no contexto de uma doença cardíaca orgânica. Ao comparar os parâmetros de turbulência da frequência cardíaca (HRT) em indivíduos sem hipertensão e em doentes diagnosticados com hipertensão, pode notar-se que os parâmetros de turbulência (principalmente, o início da turbulência) em doentes hipertensos podem estar dentro dos limites dos valores normativos utilizados, mas diferem significativamente dos parâmetros do grupo de controlo e aproximam-se da fronteira dos valores patológicos. A correlação entre os parâmetros de turbulência aumenta com a progressão da hipertensão arterial. As alterações patológicas do TS (declive da turbulência) em indivíduos com hipertensão arterial são detectadas com muito menos frequência e são provavelmente caraterísticas de danos mais pronunciados na regulação autonómica do coração.

Foi revelada uma diminuição progressiva do IC com o agravamento do grau de hipertensão e a transformação do perfil circadiano normal da frequência cardíaca num perfil circadiano rígido, o que confirma o facto do desenvolvimento da desnervação autonómica do coração à medida que a hipertensão progride.

É observada uma relação entre os parâmetros de turbulência e a variabilidade da frequência cardíaca (SDNN, SDNNi), bem como o perfil do ritmo circadiano (CI).

A turbulência da frequência cardíaca é certamente uma forma original de avaliar o sistema autonómico do coração em pacientes com doenças cardíacas e riscos existentes.

AVALIAÇÃO DA VARIABILIDADE DA FREQUÊNCIA CARDÍACA E DOS PARÂMETROS DE TURBULÊNCIA DA FREQUÊNCIA CARDÍACA NOS PACIENTES COM HIPERTENSÃO ARTERIAL DE GRAU II

A HA (hipertensão arterial), devido à sua incidência extremamente elevada, é o fator de risco mais importante para o desenvolvimento de enfartes do miocárdio, acidentes vasculares cerebrais e resultados letais. É muito importante identificar um grupo de pacientes com risco aumentado de resultados adversos para modificar o tratamento e a prevenção. Uma ajuda significativa na resolução deste problema é a disponibilização de um método de HM (Holter monitoring) que permita estimar os parâmetros HRV (heart rate variability) e HRT (heart rate turbulence) que são preditores de risco independentes de morte súbita cardíaca. O objetivo do nosso estudo foi avaliar os parâmetros da VFC e da TRH em doentes com HA de grau II. Estudámos os parâmetros da VFC e do TRH em 214 doentes com HA de II grau, com idades compreendidas entre os 35 e os 70 (57,7 ± 7,6) anos: 121 mulheres (56,5%) e 93 homens (43,5%). Todos os doentes foram submetidos a eletrocardiograma e ecocardiograma. A análise estatística dos resultados foi efectuada com recurso ao pacote analítico Statistics 10.0.

Foram reveladas correlações estatisticamente significativas dos parâmetros da VFC com a idade dos doentes, a FC média, o índice circadiano e a FE (fração de ejeção). Foram recebidas correlações estatisticamente significativas dos parâmetros da HRT com o IMVE (índice de massa ventricular esquerda), a FE e a média da FC. Foi revelado um elevado nível de significância estatística da inter-relação dos parâmetros da HRT (TO e TS).

Os resultados obtidos podem ser utilizados durante a seleção do grupo de doentes com AH com elevado risco de resultados desfavoráveis. Tendo em conta as caraterísticas dos parâmetros da VFC e da turbulência e os factores a eles associados, será possível individualizar o mais possível a avaliação do risco na HA e prescrever o tratamento adequado para cada doente.

Introdução

As publicações dedicadas ao problema do estudo da VFC (variabilidade da frequência cardíaca) em doentes com HA (hipertensão arterial) descrevem algumas caraterísticas da relação entre o tónus das partes simpática e parassimpática do SNA (sistema nervoso autónomo), em comparação com as de pessoas com PA (pressão arterial) normal.

A avaliação das alterações da VFC em doentes com HA permite revelar tanto o aumento do tónus simpático como a diminuição do tónus parassimpático, o que é considerado como um dos mecanismos importantes da formação da HA. Os parâmetros baixos da VFC em doentes hipertensos estão associados a um risco acrescido de enfartes do miocárdio, acidentes vasculares cerebrais e resultados fatais. Clinicamente significativos são os parâmetros de análise da VFC no domínio do tempo: SDNN (ms) - o desvio padrão dos intervalos NN; SDNN-i (ms) - a média dos desvios padrão de 5 minutos dos intervalos NN calculados ao longo de 24 horas; SDANN-i (ms) - o desvio padrão da média dos intervalos NN calculados ao longo de curtos períodos, geralmente 5 minutos; RMSSD (ms) - a raiz quadrada da média dos quadrados das diferenças sucessivas entre NNs adjacentes.pNN50 (%)- a proporção de NN50 dividida pelo número total de NNs.

A HRT (turbulência da frequência cardíaca) designa a oscilação a curto prazo, mediada pelo barorreflexo, da duração do ciclo cardíaco após complexos prematuros ventriculares espontâneos. A avaliação da TSH após extra-sístoles ventriculares é atualmente uma das formas de prever a morte súbita cardíaca numa população ou em indivíduos com doença cardiovascular e permite selecionar o grupo de alto risco entre os doentes com enfarte do miocárdio. O mais eficaz é utilizar a TRH em pacientes com FEVE > 30%. Conhecemos dois parâmetros independentes do TSH: "onset" (TO) - início da turbulência, reflectindo o período de taquicardia e "slope" (TS) - declive da turbulência, reflectindo o período de bradicardia. Valores de TO < 0% e TS > 2,5 ms/RR são normais, e TO > 0% e TS < 2,5 ms/RR - anormais.

O aumento da idade está associado a uma diminuição da TSH. A HRT é reduzida com uma frequência cardíaca elevada. Como indicador de risco, podemos investigar a HRT com uma frequência cardíaca < 80 bpm. Os valores de TSH são normalmente classificados em 3 categorias: (1) TSH categoria 0 significa que o TO e a TS são normais; (2) TSH categoria 1 significa que um dos TO ou TS é anormal; e (3) TSH categoria 2 significa que tanto o TO como a TS são anormais. Durante o estudo anterior do TSH em indivíduos saudáveis e em doentes com AH, verificou-se uma diferença acentuada

entre os grupos em relação aos valores dos parâmetros do TO. O maior valor médio foi encontrado nos indivíduos saudáveis e o menor nos pacientes com HA de III grau. O teste de diferenças entre os grupos comparados, através do teste de Mann-Whitney, mostrou diferença entre indivíduos saudáveis e portadores de HA de III grau (*p* = 0,008890) e entre portadores de HA de II grau e HA de III grau (*p* = 0,037504). A avaliação do TS mostrou diferenças mais significativas entre indivíduos saudáveis e pacientes com HA de grau III (*p* = 0,000769), entre pacientes com HA de grau II e HA de grau III (*p* = 0,000921).

O objetivo do presente estudo foi avaliar os parâmetros da VFC e do TSH em doentes com hipertensão arterial de grau II. Também foram analisadas as correlações dos parâmetros de VFC e TRH.

Materiais e métodos

O estudo envolveu 214 pacientes com HA de grau II. Destes, 121 eram mulheres (56,5%) e 93 homens (43,5%) com idades compreendidas entre os 35 e os 70 (57,7± 7,6) anos. Em 173 (80,8%), as arritmias ventriculares foram registadas de acordo com a HM, permitindo calcular e estimar os parâmetros da TRH. Os critérios de inclusão no estudo são HA de grau II e presença de ritmo sinusal no ECG. Os critérios de exclusão do estudo são: HA de grau I e III; HA sintomática; forma permanente de fibrilhação auricular; angina instável no início do estudo, angina estável de classe funcional III-IV; insuficiência cardíaca crónica de classe funcional III-IV segundo a classificação da NYHA (New York Heart Association); diabetes mellitus, patologia da glândula tiroide, patologia do trato gastrointestinal (úlcera crónica do estômago e do duodeno, colite ulcerosa), doenças orgânicas e funcionais do sistema nervoso central; doenças do sistema respiratório (asma brônquica, doença pulmonar obstrutiva crónica), doenças infecciosas agudas, exacerbações de doenças crónicas.

Os métodos instrumentais de investigação são o ECG (eletrocardiografia), radiografias de tórax, ecocardiografia, monitorização ambulatória da PA durante 24 horas, HM. Durante o estudo, o Holter foi efectuado repetidamente. A pesquisa foi realizada sem o cancelamento da terapia anti-hipertensiva recebida pelos pacientes. Observamos os pacientes com HA de grau II durante o período de 2,6± 1,3 anos e documentamos o número de infartos do miocárdio, acidentes vasculares cerebrais e desfechos letais ocorridos durante esse período. Foram registados 24 enfartes do miocárdio, 3 acidentes vasculares cerebrais e 4 desfechos letais.

O processamento estatístico dos resultados foi efectuado utilizando o software Statistics 10.0. Os dados são apresentados como valores médios aritméticos e desvios-padrão (M ± σ). O nível de significância *de* $p < 0,05$ foi considerado fiável.

Resultados

Os pacientes com HA de grau II foram divididos em quatro subgrupos etários (Tabela 1).

Tabela 1 - Caraterísticas dos doentes com AH de grau II

Age	Distribution of patients with AH by gender and age	
	Female	Male
35-39	4 (1,9%)	3 (1,4%)
40-49	16 (7,5%)	8 (3,8%)
50-59	54 (25,2%)	34 (15,9%)
60-70	47 (21,9%)	48 (22,4%)
InTotal	121 (56,5%)	93 (43,5%)

Foram avaliados os resultados da HM em pacientes com HA de grau II. Foi efectuada a avaliação dos parâmetros da VFC no domínio do tempo nos subgrupos etários apresentados. A avaliação foi efectuada tendo em conta os valores normativos dos parâmetros da VFC no domínio do tempo, de acordo com K. Umetani et al. (Tabela 2).

Tabela 2 - Avaliação dos parâmetros da variabilidade da frequência cardíaca no domínio do tempo

Age	Parameters														
	SDNN (ms)			SDANNi (ms)			SDANNi (ms)			RMSSD (ms)			pNN50 (%)		
	N	↑	↓	N	↑	↓	N	↑	↓	N	↑	↓	N	↑	↓
	Percent (%) of normal, increased or decreased values of time domain HRV parameters														
35-39	28,6	42,8	28,6	57,1	14,3	28,6	0	71,4	28,6	14,3	57,1	28,6	71,4	0	28,6
40-49	70,8	12,5	16,7	91,7	0	8,3	54,2	16,7	29,1	54,2	33,3	12,5	75,0	8,3	16,7
50-59	55,7	34,1	10,2	59,1	31,8	9,1	62,5	19,3	18,2	46,6	39,8	13,6	68,2	13,6	18,2
60-70	60,0	31,6	8,4	68,4	24,2	7,4	39,5	42,1	8,4	30,5	61,1	8,4	54,8	28,4	16,8

Note: N -normal value, ↑ - increased, ↓ - decreased

Na idade de 35-39 anos, foram registados principalmente valores normais e elevados dos parâmetros da VFC. Os valores normais de pNN50 na maioria dos doentes indicam um nível suficiente de prevalência da regulação parassimpática sobre a simpática. O aumento do SDNN e do RMSSD pode indicar uma predominância compensatória do tónus do sistema nervoso parassimpático (em resposta ao aumento da PA). Na idade de 40-49 anos, foram registados principalmente valores normais dos parâmetros da VFC. Em comparação com os doentes de 35-39 anos, o aumento de SDNN e RMSSD foi registado numa percentagem menor de casos, o que indica uma diminuição da predominância compensatória do tónus do sistema nervoso parassimpático com um aumento do nível da PA. Na idade de 50-59 anos foram registados valores normais dos parâmetros na maioria dos doentes (SDNN-55,7%; RMSSD-46,6%; pNN50- 68,2%). O aumento dos parâmetros foi registado principalmente nas mulheres e a diminuição principalmente nos homens. Na faixa etária dos 60-70 anos, foram registados valores normais de SDNN em 60% dos casos, RMSSD-30,5%, pNN50-54,8%. O aumento registado do RMSSD em 61,1% dos casos indica uma diminuição da concentração da frequência cardíaca devido a alterações relacionadas com a idade na reatividade do SNA. A avaliação dos parâmetros de TRH (TO e TS) em quatro subgrupos etários foi avaliada (Tabela 3).

Tabela 3 - Parâmetros de turbulência da frequência cardíaca em pacientes com HA de grau II

Age	35-39 (37±1,6)	40-49 (46,5±3)	50-59 (55,2±2,7)	60-70 (64,4±2,7)	35-70 (57,7±7,6)
TO (M± σ)	-3,05±3,42	-1,3±2,64	-1,29±3,31	-0,18±3,65	-0,42±3,16
TS (M± σ)	16,06±13,79	8,13±4,39	7,89±6,27	7,18±7,37	5,62±4,79

Com a idade, verifica-se uma diminuição dos valores médios dos parâmetros do TSH, especialmente do TO. Foi determinado o tipo de categoria da estimativa dos parâmetros do TSH nos subgrupos etários apresentados (Tabela 4).

Tabela 4 - Tipos de categoria de TRH em pacientes com HA de grau II

Age	35-39	40-49	50-59	60-70
Category 0	6 (2,8%)	19 (8,88%)	69 (32,24%)	60 (28,03%)
Category 1	1 (0,47%)	3 (1,4%)	17 (7,94%)	31 (14,48%)
Category 2	No	2 (0,94%)	2 (0,94%)	4 (1,88%)

Note: assessment of HRT categories according to A. Bauer et al.

A redução do parâmetro TO foi revelada em 15,89% (34 pacientes), TS-8,4% (18 pacientes), o que esclarece o tipo de categoria 1. Em 24,29% foi identificada a categoria 1. A redução total dos parâmetros foi revelada em 3,74% dos casos (8 doentes), o que esclarece o tipo de categoria 2. Valores patológicos do parâmetro TO foram identificados em 19,63% dos casos (42 pacientes), TS-12,14% (26 pacientes). Foi avaliada a análise das correlações entre os parâmetros da VFC no domínio do tempo e os parâmetros da TRH. Correlações com elevada significância estatística entre SDNN e IC (r = 0,531; p < 0,0001); SDNN e TS (r = 0,447; p < 0,0001), SDNN e FE (fração de ejeção) (r = 0,53; p = 0,007); RMSSD e TO (r = 0.42; p < 0,0001), RMSSD e TS (r = 0,359; p < 0,0001); pNN50 e TO (r = 0,38; p < 0,0001), pNN50 e TS (r = 0,345; p < 0,0001); pNN50 e EF (r = 0,41; p = 0,046). Houve correlação estatisticamente significativa entre SDNN e a idade dos pacientes (r = -0,2; p = 0,008). Verificou-se uma correlação estatisticamente significativa entre o TO e o IMVE (r = 0,22; p = 0,003).

Obteve-se uma correlação significativa da TS com o IMVE (r = - 0,21; p = 0,005). Foram identificadas correlações significativas da VFC com a FC média (r = - 0,28; p = 0,0002), VFC e FE (r = 0,2; p = 0,008). Foi avaliada a associação dos parâmetros da VFC com o desenvolvimento de desfechos letais em pacientes com HA de II grau: SDNN (γ =-0,7773; p=0,00119), SDANNi (γ=-0,7026; p= 0,0034), SDNNi (γ= -0,9354; p= 0,000088), RMSSD (γ= -0,59903; p= 0,01289). Foi registada uma associação entre os significados da TS e os resultados letais (γ= -0,90462; p= 0,000172). Foi identificada associação dos parâmetros da TSH com o desenvolvimento de enfartes do miocárdio: TO (γ= 0,2768; p= 0,0144), TS (γ= -0,2726; p= 0,0164).

Discussão

A maioria dos pacientes com HA de grau II tem valores normais dos parâmetros de VFC no domínio do tempo e dos parâmetros de TRH. Nos doentes com menos de 40 anos, verifica-se um aumento predominante dos parâmetros da VFC, o que pode indicar um predomínio compensatório do tónus do sistema nervoso parassimpático em resposta a um nível crescente de PA. Nos homens com mais de 40 anos, a predominância do tónus do sistema nervoso simpático é mais frequente, o que contribui para uma quebra mais rápida das possibilidades compensatórias e para um aumento progressivo do nível da PA. As alterações patológicas na HRT são representadas principalmente pela redução do parâmetro TO, as alterações patológicas na TS ocorreram mais raramente; é provável que sejam caraterísticas de uma lesão mais pronunciada da regulação autónoma do coração. De notar que os valores dos parâmetros de TO e TS em pessoas com AH de grau II, estão dentro dos valores normativos, com a idade próxima dos limites dos valores patológicos.

Com o aumento da idade dos pacientes, o número de pacientes com redução de um parâmetro ou redução total dos parâmetros de turbulência aumenta. Foram reveladas correlações estatisticamente significativas dos parâmetros de HRV com a idade do doente, a frequência cardíaca média, o índice circadiano e a FE. Foram obtidas correlações estatisticamente significativas dos parâmetros da HRT com o índice de massa miocárdica do ventrículo esquerdo, a FE e a frequência cardíaca média. Foi identificada uma correlação significativa do TO e TS com os parâmetros de domínio temporal da VFC. Verificou-se uma associação entre os parâmetros da VFC e da TRH e a probabilidade de resultados cardiovasculares adversos em doentes com HA de grau II.

Conclusão

Uma avaliação abrangente dos parâmetros da VFC e da TRH permitirá individualizar o risco de possíveis resultados cardiovasculares adversos na HA e prescrever um tratamento adequado.

ANÁLISE DAS CORRELAÇÕES ENTRE A VARIABILIDADE DA FREQUÊNCIA CARDÍACA E OS PARÂMETROS DE TURBULÊNCIA EM PACIENTES COM HIPERTENSÃO ARTERIAL DE GRAU II

Estudámos os parâmetros de variabilidade e turbulência da frequência cardíaca em 214 pessoas com hipertensão arterial de grau II-II, das quais 80,8 % apresentavam arritmias ventriculares de acordo com a monitorização Holter. Analisámos as correlações dos parâmetros com a idade do doente, a frequência cardíaca média (FC), o índice circadiano (IC), o índice de massa ventricular esquerda (IMVE) e a fração de ejeção do ventrículo esquerdo (FEVE). A análise estatística dos resultados foi efectuada utilizando o pacote analítico "Statistical 10.0.

Revelámos correlações estatisticamente significativas dos parâmetros da VFC com a idade dos doentes, a FC média, o índice circadiano e a fração de ejeção. Assim, foi confirmado o elevado nível de significância estatística da inter-relação dos parâmetros da VFC. Recebemos correlações estatisticamente significativas dos parâmetros da VFC com o índice de massa ventricular esquerda (IMVE), a fração de ejeção, a média da FC, a quantidade de extra-sístoles ventriculares. Foi revelado um elevado nível de significância estatística da inter-relação dos parâmetros da HRT (TO e TS).

Os resultados obtidos podem ser utilizados durante a seleção do grupo de pacientes com hipertensão arterial com alto risco de resultados desfavoráveis. Tendo em conta as caraterísticas da variabilidade da frequência cardíaca e dos parâmetros de turbulência e os factores a eles associados, será possível individualizar o mais possível a avaliação do risco na hipertensão arterial e prescrever o tratamento adequado para cada doente.

Introdução

A hipertensão arterial (HA) ocupa um lugar importante na estrutura das doenças cardiovasculares e é um fator de risco incondicional para o enfarte do miocárdio e o acidente vascular cerebral. Os resultados de estudos epidemiológicos mostraram uma associação significativa da hipertensão arterial não só com a doença coronária e o acidente vascular cerebral, mas também com a insuficiência cardíaca crónica e a doença renal crónica. Por conseguinte, um dos problemas mais prementes da medicina moderna é a melhoria das abordagens ao diagnóstico, tratamento e prevenção da hipertensão arterial, incluindo a procura de preditores de risco de morte súbita cardíaca.

Uma ajuda significativa na resolução deste problema pode ser fornecida pelo método de monitorização holter, que nos permite avaliar a variabilidade da frequência cardíaca e os parâmetros de turbulência da frequência cardíaca, que são preditores de risco independentes da morte súbita cardíaca.

A variabilidade da frequência cardíaca (VFC) é um conjunto de propriedades de uma série dinâmica de frequências cardíacas instantâneas determinadas pela não linearidade da regulação simpática, parassimpática e humoral e das suas relações existentes. A VFC mais comum é estudada em pacientes cardiológicos com enfarte agudo do miocárdio (IM), insuficiência cardíaca crónica e hipertensão arterial. Nos doentes hipertensos há um aumento do tónus simpático e uma diminuição do tónus parassimpático, o que é considerado como um dos mecanismos chave da formação da hipertensão.

Os dados sobre o efeito dos fármacos hipotensores nos parâmetros da VFC são frequentemente contraditórios. Assim, de acordo com alguns autores, os inibidores da ECA e os antagonistas dos receptores da angiotensina II não afectam o tónus vegetativo; de acordo com outros dados, a utilização prolongada de enalapril desloca a regulação vegetativa para a sua ligação parassimpática.

A baixa VFC é um marcador de muitas condições patológicas, incluindo um indicador prognóstico de um risco aumentado de morte. São propostos valores extremos (os chamados "pontos de corte"), para além dos quais é associado a um mau prognóstico e a um elevado risco de morte na população ou em pessoas com patologia cardiovascular.

Os limites inferiores da variabilidade da frequência cardíaca em relação aos "pontos de corte" do risco de resultados fatais são os seguintes: SDNN < 50 ms; SDNNi < 20-30 ms; RMSSD < 15 ms; pNN50 (%) < 0,1. A investigação da VFC demonstra que esta é um preditor de risco independente de complicações cardiovasculares e, independentemente da presença ou ausência de condições clínicas associadas, permite determinar as tácticas de gestão do doente.

Na investigação da VFC, são utilizadas várias tecnologias importantes e promissoras, como a avaliação da turbulência da frequência cardíaca após extra-sístoles ventriculares. Em 1999, um grupo de investigação liderado por Georg Schmidt da Universidade de Tecnologia de Munique desenvolveu um novo método de estratificação de risco para doentes cardiovasculares com base na variabilidade dos intervalos RR antes e depois das extra-sístoles ventriculares - turbulência da frequência cardíaca (HRT).

O método HRT baseia-se na avaliação da capacidade dos sistemas autónomos de regulação do ritmo para compensar rapidamente as alterações hemodinâmicas intracardíacas causadas por arritmias ventriculares. Existem dois parâmetros independentes para a análise do HRT: turbulência "onset" (TO) - o "início" da turbulência, um indicador que reflecte o período de taquicardia e turbulência "slope" (TS) - o "slope" da turbulência, que reflecte o período de bradicardia. Os valores TO < 0 % e TS > 2,5 ms/RR são considerados normais, e TO > 0 % e TS < 2,5 ms/RR - patológicos. O aumento do ritmo sinusal, após a sua diminuição a curto prazo, é uma resposta fisiológica à extrassístole ventricular.

No acordo publicado em 2008, desenvolvido por peritos da International Society for Holter and Noninvasive Electrocardiology de acordo com os padrões de medição, interpretação fisiológica e utilização clínica do método em doentes pós-infarto, foram identificadas 3 categorias de avaliação do TSH: 1) A categoria 0 do TSH significa que o TO e o TS estão normais; 2) A categoria 1 do TSH significa que um dos TO ou TS está anormal; e 3) A categoria 2 do TSH significa que tanto o TO quanto o TS estão anormais. Em todos os casos, com valores patológicos de TSH, podemos falar de uma "redução" de um ou outro parâmetro ou de um total - a combinação de dois parâmetros, o que pode esclarecer o tipo de categoria 2.

Se o número de extra-sístoles ventriculares for demasiado reduzido para ser incluído na análise do TSH (menos de 5) ou se, de acordo com outros critérios, não for adequado para análise, fica esclarecido o tipo de categoria 0. O TSH é utilizado para avaliar o risco de morte súbita em doentes com arritmias ventriculares. Sabe-se que a combinação de TO e TS patologicamente alterados apresentou elevada significância prognóstica ($p = 0,004$) em pacientes em uso de beta-bloqueadores, o que sugere a possibilidade de avaliar o risco de morte súbita sem a descontinuação dos fármacos neste grupo. O efeito de outros grupos de fármacos sobre os parâmetros da TSH ainda não foi suficientemente estudado.

Existe uma forte correlação óbvia entre os parâmetros da HRT e outros indicadores do sistema nervoso autónomo. Assim, foi revelada uma correlação fiável dos valores de TO e TS com quase todos os principais parâmetros da VFC (SDNN, SDANNi, SDNNi, RMSSD, pNN50). As alterações patológicas no TSH, correlacionadas com os parâmetros da VFC no domínio do tempo, são o fator de risco mais forte para o desenvolvimento de arritmias potencialmente fatais e morte súbita cardíaca em doentes hipertensos.

O objetivo deste estudo foi analisar as correlações dos parâmetros de variabilidade da freqüência cardíaca e turbulência da freqüência cardíaca em pacientes com hipertensão arterial de grau II.

Material e métodos

O estudo prospetivo incluiu 214 pacientes com hipertensão arterial do grau II. Destes, 121 mulheres (56,5%) e 93 homens (43,5%) com idades compreendidas entre os 35 e os 70 anos. A média de idade foi de 57,7 = 7,6 anos. Foram registadas arritmias ventriculares em 173 (80,8%) doentes de acordo com os dados do XM, o que permitiu calcular e avaliar os parâmetros da TSH. O diagnóstico de hipertensão essencial foi estabelecido com base num exame clínico, bem como na exclusão de hipertensão sintomática.

Critérios de inclusão no estudo: hipertensão arterial de grau II em doentes com idades compreendidas entre os 35 e os 70 anos (idade média de 57,7 ± 7,6 anos) e registo obrigatório de ritmo sinusal no ECG. Critérios de exclusão do estudo: a presença de uma forma permanente de fibrilhação auricular, angina de peito instável, insuficiência cardíaca crónica, diabetes mellitus, patologia da glândula tiroide, patologia do trato gastrointestinal (úlcera gástrica e duodenal crónica, colite ulcerosa), doenças orgânicas e funcionais do sistema nervoso central; doenças do sistema respiratório (asma brônquica) e outras condições de descompensação de órgãos e sistemas, levando a uma disfunção grave do sistema nervoso autónomo e tendo um impacto significativo nos parâmetros de variabilidade e turbulência da frequência cardíaca.

O exame clínico incluiu a recolha de queixas, anamnese, dados do exame objetivo e avaliação dos dados antropométricos, métodos de investigação laboratorial (análise geral de sangue e urina, análise bioquímica do sangue, incluindo determinação do colesterol, espetro lipídico, proteínas totais, bilirrubina, ureia e creatinina). Para excluir alterações agudas focais do miocárdio, foram determinadas enzimas sanguíneas cardioespecíficas (CFK-MB, LDH).

Os métodos instrumentais de investigação incluíram eletrocardiografia, radiografia de tórax, ecocardiografia, monitorização diária da pressão arterial e monitorização Holter. A XM foi efectuada para esclarecer eventos arrítmicos e para analisar parâmetros de HRV e HRT [3].

Foram analisados os parâmetros da variabilidade da frequência cardíaca no domínio do tempo: SDNN (ms) - o desvio padrão de todos os intervalos RR analisados; SDNNi (ms) - o valor médio dos desvios padrão ao longo de períodos de 5 minutos; RMSSD (ms) - a raiz quadrada da soma das diferenças dos intervalos RR consecutivos; pNN50 (%) - a percentagem de episódios de diferença nos intervalos RR consecutivos em mais de 50 ms.

A HRT foi calculada utilizando um método de software automatizado baseado na determinação de diferenças na duração do intervalo RR após a extrassístole ventricular. A análise dos parâmetros de HRV e HRT foi realizada no contexto da terapia hipotensiva dos pacientes.

O processamento estatístico dos resultados foi efectuado utilizando o software "Statistics", 10.0. A média dos dados de um doente foi calculada utilizando métodos estatísticos padrão. Foram utilizados métodos não paramétricos para a análise comparativa e de correlação. O nível de significância $p < 0,05$ foi considerado fiável ($p \leq 0,05 > 0,01$ - significância estatística baixa; $p \leq 0,01 > 0,001$ - significância estatística média; $p \leq 0,001$ - significância estatística alta).

Resultados e discussão

A análise das correlações dos parâmetros da VFC no domínio do tempo e da TRH (TO e TS) foi efectuada em 214 doentes com hipertensão arterial de grau II. Correlações com alta significância estatística foram reveladas entre SDNN (ms) e frequência cardíaca média (r = -0,458; p <0,0001*), SDNN e CI (r = 0,531; p <0,0001*); SDNN e TS (r = 0,447; p <0,0001*), com baixa significância estatística - entre SDNN e TO, EF (p <0,05*). Foram encontradas correlações com alto grau de significância estatística entre SDANNi e frequência cardíaca média (r = -0,417; p < 0,0001*), SDANNi e IC (r = 0.73; p < 0,0001*), SDANNi e TS (r = 0,317; p < 0,0001*); SDNNi e frequência cardíaca média (r = -0,366; p < 0,0001*), SDNNi e TO (r = 0,3; p < 0.0001*), SDNNi e TS (r = 0,504; p < 0,0001*); RMSSD e frequência cardíaca média (r = -0,291; p < 0,0001*), RMSSD e TO (r = 0,42; p < 0,0001*), RMSSD e TS (r = 0.359; p < 0,0001*); pNN50 e frequência cardíaca média (r = -0,268; p < 0,001*), pNN50 e TO (r = 0,38; p < 0,0001*), pNN50 e TS (r = 0,345; p < 0,0001*). Foi revelada uma correlação negativa estatisticamente significativa entre o parâmetro SDNN e a idade dos pacientes (r = -0,2; p = 0,008*). Dependendo da idade, os pacientes com HA de grau II foram divididos em quatro subgrupos (Tabela 1). Os parâmetros da VFC no domínio do tempo foram analisados (Tabela 2).

Tabela 1 - Distribuição dos doentes com AH do II grau segundo o sexo e a idade

Age	Patients with AH of the II degree	
	women	men
35-39 (36,9±1,6)	4 (1,9%)	3 (1,4%)
40-49 (46,5±3,0)	16 (7,5%)	8 (3,8%)
50-59 (55,2±2,7)	54 (25,2%)	34 (15,9%)*
60-70 (64,4±2,7)	47 (21,9%)	48 (22,4%)
In Total	121 (56,5%)	93 (43,5%)

Note: the significance of the differences at p<0.05*

Tabela 2 - Valores dos parâmetros da VFC no domínio do tempo e do índice circadiano (IC) em pacientes com HA de grau II

Age	Average HR	SDNN (ms)	SDANNi (ms)	SDNNi (ms)	RMSSD (ms)	pNN50 (%)	CI
35-39	77,6±14,5	159,9±70,8	134,6±76	79,9±35,6	61,4±57,7	13,7±8,8	1,28±0,2
40-49	75±10,1	124,8±35,4	108,6±29,7	55,2±17,2	38,9±20,9	7,7±8,5	1,18±0,08
50-59	73,4±9,4	137,8±38,6	121,5±35,5	52,8±19,5	42±37	5,8±7,1	1,22±0,09
60-70	68,9±11,4	145,6±51,3	123,5±41,4	62,5±40	62,3±71,7	11,4±17,7	1,2±0,1

Note: the evaluation of the time domain HRV parameters was carried out taking into account the normative values according to K. Umetani [et al.]

Nos doentes com idades compreendidas entre os 35 e os 39 anos, foram registados valores normais de SDNN em 28,6% dos casos (2 pessoas), elevados - 42,8% (3 pessoas), diminuídos - 28,6% (2 doentes). Os valores normais de RMSSD foram registados em 14,3% (1 pessoa), os valores aumentados em 57,1% (4 pessoas), reduzidos em 28,6% (2 pessoas). Os valores normais de pNN50 foram registados em 71,4% dos casos (5 pessoas), os valores reduzidos - em 28,6% dos casos (2

pessoas). Não foi registado qualquer aumento do pNN50. Os valores normais de pNN50 na maioria dos doentes com idades compreendidas entre os 35 e os 39 anos indicam um nível normal (suficientemente exato) de predomínio do elo de regulação parassimpático sobre o simpático. Um aumento do SDNN e do RMSSD pode indicar uma predominância compensatória do tónus do sistema nervoso parassimpático (em resposta a um aumento da pressão arterial). Uma diminuição dos parâmetros da VFC (28,6% das mulheres) indica uma diminuição da atividade do elo parassimpático de regulação autonómica nas mulheres jovens com hipertensão essencial de grau II.

Nos doentes com idades compreendidas entre os 40 e os 49 anos, foram registados valores normais de SDNN em 70,8% dos casos (17 pessoas), elevados - em 12,5% (3 pessoas), diminuídos - em 16,7% (4 pessoas). Foram registados valores normais de RMSSD em 54,2% dos casos (13 pessoas), elevados em 33,3% (8 pessoas) e diminuídos em 12,5% (3 pessoas). Os valores normais de pNN50 foram registados em 75% dos casos (18 pessoas), elevados - em 8,3% (2 pessoas), diminuídos - em 16,7% (4 pessoas). Em comparação com as pessoas com idades compreendidas entre os 35 e os 39 anos, neste subgrupo etário, foi registado um aumento do SDNN e do RMSSD numa percentagem menor de casos, o que indica uma diminuição da predominância compensatória do tónus do sistema nervoso parassimpático com um aumento da pressão arterial.

Nos doentes com idades compreendidas entre os 50 e os 59 anos, foram registados valores normais de SDNN em 55,7% dos casos (49 pessoas), elevados em 34,1% (30 pessoas) e diminuídos em 10,2% (9 pessoas). Foram registados valores normais de RMSSD em 46,6% dos casos (41 pessoas), elevados em 39,8% (35 pessoas) e diminuídos em 13,6% (12 pessoas). Os valores normais de pNN50 registaram-se em 68,2% dos casos (60 pessoas), elevados em 13,6% dos casos (12 pessoas) e diminuídos em 18,2% (16 pessoas). Assim, foram registados valores normais dos parâmetros de VFC no domínio do tempo na maioria dos doentes. Foi registado um aumento dos parâmetros principalmente nas mulheres (um mecanismo compensatório da predominância de influências parassimpáticas em resposta a um aumento da pressão arterial), uma diminuição - principalmente nos homens.

Nos doentes com idades compreendidas entre os 60 e os 70 anos, foram registados valores normais de SDNN em 60% dos casos (57 pessoas), elevados - em 31,6% (30 pessoas), diminuídos - em 8,4% (8 pessoas). Registaram-se valores normais de RMSSD em 30,5% dos casos (29 pessoas), elevados em 61,1% (58 pessoas) e diminuídos em 8,4% (8 pessoas). Os valores normais de pNN50 foram registados em 54,8 % dos casos (52 pessoas), aumentados - 28,4% (27 pessoas), diminuídos - 16,8% (16 pessoas). Assim, a maioria registou valores normais dos parâmetros de VFC no domínio do tempo. É de salientar um aumento do parâmetro RMSSD em 61,1% dos doentes examinados, o que, com uma diminuição da frequência cardíaca no contexto de um aumento do tónus vagal, indica uma diminuição da função de concentração do ritmo, possivelmente devido a alterações relacionadas com a idade na reatividade do sistema nervoso autónomo. Foi registado um aumento dos parâmetros da VFC no domínio do tempo principalmente nas mulheres; a diminuição dos parâmetros verifica-se nos homens. Com o aumento da idade, verifica-se uma diminuição da frequência cardíaca e uma diminuição progressiva do IC, o que pode indicar uma diminuição do nível médio de funcionamento do sistema circulatório e do sistema nervoso autónomo com o desenvolvimento da desnervação autonómica do coração.

Foi efectuada uma análise das correlações entre os parâmetros da VFC e do TSH em quatro subgrupos etários (Tabelas 3-6).

Tabela 3 - Resultados da análise de correlação em doentes com idades compreendidas entre os 35 e os 39 anos

HRV parameters	Average HR	CI	EF	TO(%)	TS(ms/RR)
SDNN (ms)	r=-0,357; p=0,43#	r=0,366; p=0,42#	r=0,071; p=0,9#	r=0,259; p=0,57#	r=0,688; p=0,087#
SDANNi (ms)	r=-0,411; p=0,36#	r=0,705; p=0,076#	r=0,071; p=0,88#	r=-0,134; p=0,77#	r=0,33; p=0,47#
SDNNi (ms)	r=-0,625; p=0,1#	r=0,045; p=0,9#	r=0,071; p=0,88#	r=0,688; p=0,087#	r=0,402; p=0,37#
RMSSD (ms)	r=-0,732; p=0,06#	r=0,009; p=0,9#	r=0,107; p=0,8#	r=0,723; p=0,066#	r=0,295; p=0,52#
PNN50 (%)	r=-0,75; p=0,05^	r=0,411; p=0,36#	r=0,009; p=0,9#	r=0,339; p=0,45#	r=-0,125; p=0,8#

Note: # - the correlation is not statistically significant (p>0,05); ^ - low statistical significance (p=0,05)

A análise das correlações da variabilidade da frequência cardíaca e dos parâmetros de turbulência nos doentes com idades compreendidas entre os 35 e os 39 anos não revelou um nível fiável de significância estatística (Tabela 3). A análise da relação de correlação entre os parâmetros SDNN e SDANNi (r=0,75; p=0,05^); SDNN e SDNNi (r=0,75; p=0,05^); SDNN e RMSSD (r=0,607; p>0,05#); SDNN e pNN50 (r=0,42; p>0,05#) revelou baixa significância estatística entre SDNN, SDANNi e SDNNi.

Tabela 4 - Resultados da análise de correlação em doentes com idades compreendidas entre os 40 e os 49 anos

HRV parameters	Average HR	CI	EF	TO (%)	TS (ms/RR)
SDNN (ms)	r=-0,592; p=0,002*	r=0,592; p=0,002*	r=0,533; p=0,007*	r=-0,16; p=0,34	r=0,33; p=0,1
SDANNi (ms)	r=-0,543; p=0,006*	r=0,665; p=0,0003*	r=0,56; p=0,004*	r=-0,066; p=0,7	r=0,173; p=0,42
SDNNi (ms)	r=-0,41; p=0,04*	r=0,41; p=0,04*	r=0,524; p=0,008*	r=-0,41; p=0,04*	r=0,46; p=0,02*
RMSSD (ms)	r=-0,206; p=0,3	r=-0,069; p=0,7	r=0,21; p=0,3	r=-0,203; p=0,34	r=0,455; p=0,02*
PNN50 (%)	r=-0,428; p=0,04*	r=0,15; p=0,5	r=0,41; p=0,046*	r=-0,261; p=0,2	r=0,41; p=0,046*

Note: *- statistically significant correlation (p<0,05)

Nos doentes com HA de grau II, com idades compreendidas entre os 40 e os 49 anos, foi revelado um elevado nível de significância estatística das correlações dos principais parâmetros da VFC no domínio do tempo: SDNN e SDANNi (r=0,94; p<0,0001*); SDNN e SDNNi (r=0,74; p<0,0001*); SDNN e RMSSD (r=0,4; p<0,05); SDNN e pNN50 (r=0,66; p<0,001*).

Foi efectuada uma análise das correlações entre a VFC e os parâmetros da TRH, a fração de ejeção do ventrículo esquerdo (FE), a FC média e o IC. Foram reveladas correlações estatisticamente significativas entre SDNN, SDANNi, SDNNi, pNN50 e FC média; entre SDNN, SDANNi, SDNNi e IC. Foram encontradas correlações estatisticamente significativas entre SDNN, SDANNi, SDNNI, pNN50 e EF; SDNNi e TO. Foram encontradas correlações estatisticamente significativas entre RMSSD e TS; pNN50 e FC média, EF, TS (Tabela 4).

Tabela 5 - Resultados da análise de correlação em doentes com idades compreendidas entre os 50 e os 59 anos

HRV parameters	Average HR	CI	EF	TO (%)	TS (ms/RR)
SDNN (ms)	r=-0,477; p=0,000003*	r=0,669; p<0,0001*	r=0,097; p=0,37	r=-0,075; p=0,487	r=0,162; p=0,13
SDANNi (ms)	r=-0,372; p=0,0004*	r=0,8; p<0,0001*	r=0,067; p=0,5	r=-0,088; p=0,4	r=0,2; p=0,06
SDNNi (ms)	r=-0,435; p=0,00002*	r=0,213; p=0,04*	r=0,102; p=0,34	r=-0,014; p=0,9	r=0,45; p=0,00001*
RMSSD (ms)	r=-0,321; p=0,002*	r=0,108; p=0,3	r=0,121; p=0,26	r=-0,102; p=0,34	r=0,392; p=0,0002*
PNN50 (%)	r=-0,343; p=0,001*	r=0,223; p=0,036*	r=0,134; p=0,2	r=0,006; p=0,9	r=0,429; p=0,00003*

Note: *- statistically significant correlation (p<0,05)

Nos doentes com AH de grau II com idades compreendidas entre os 50 e os 59 anos, foi revelado um elevado nível de significância estatística das correlações entre os parâmetros SDNN e SDANNi (r=0,909; p<0,0001*); SDNN e SDNNi (r=0,713; p<0,0001*); SDNN e RMSSD (r=0,483; p<0,0001*); SDNN e pNN50 (r=0,66; p<0,0001*).

Foi efectuada uma análise das correlações entre a VFC, os parâmetros da HRT, a fração de ejeção do ventrículo esquerdo (FE), a FC média e o IC. Foi revelada uma significância estatística elevada e média das correlações entre os parâmetros da VFC no domínio do tempo e a FC média. Foi confirmada a elevada significância estatística das correlações entre SDNN, SDANNi e IC; entre SDNNi, RMSSD, pNN50 e TS (Tabela 5).

Tabela 6 - Resultados da análise de correlação em doentes com idades compreendidas entre os 60 e os 70 anos

HRV parameters	Average HR	CI	EF	TO (%)	TS (ms/RR)
SDNN (ms)	r=-0,404; p=0,00005*	r=0,583; p<0,0001*	r=-0,083; p=0,42	r=0,125; p=0,23	r=0,471; p=0,000001 *
SDANNi (ms)	r=-0,375; p=0,0002*	r=0,671; p<0,0001*	r=0,016; p=0,8	r=-0,034; p=0,74	r=0,359; p=0,0004*
SDNNi (ms)	r=-0,475; p=0,000001*	r=0,09; p=0,4	r=-0,104; p=0,32	r=0,111; p=0,28	r=0,438; p=0,000009*
RMSSD (ms)	r=-0,38; p=0,0001*	r=-0,027; p=0,79	r=-0,187; p=0,07	r=-0,26; p=0,01 *	r=0,325; p=0,001*
PNN50 (%)	r=-0,404; p=0,00005*	r=0,073; p=0,48	r=-0,178; p=0,08	r=0,206; p=0,04*	r=0,387; p=0,0001*

Note: *- statistically significant correlation (p<0,05)

Nos doentes com HA de grau II, com idades compreendidas entre os 60 e os 70 anos, foi também registado um elevado nível de significância estatística das correlações dos parâmetros da VFC no domínio do tempo: SDNN e SDANNi (r=0,863; p<0,0001*); SDNN e SDNNi (r=0,763; p<0,0001*); SDNN e RMSSD (r=0,546; p<0,0001*); SDNN e pNN50 (r=0,689; p<0,0001*). Foi revelada uma elevada significância estatística das correlações entre os parâmetros da VFC no domínio do tempo e a FC média; também foi registada uma elevada significância estatística das correlações entre SDNN, SDANNi e CI.

A RMSSD correlaciona-se de forma estatisticamente significativa com o TO e a TS. Foi revelado um elevado nível de significância estatística das correlações entre a TS e os parâmetros da VFC no domínio do tempo (Tabela 6).

Foi efectuada a análise dos parâmetros da TRH (TO e TS) (Tabela 7).

Tabela 7 - Valores dos parâmetros de turbulência da frequência cardíaca em pacientes com HA de grau II

Age M±σ	35-39 years (36,9±1,62)	40-49 years (46,5±2,98)	50-59 years (55,2±2,69)	60-70 years (64,4±2,72)	Total
No VE	2 (0,94%)	8 (3,74%)	16 (7,48%)	15 (7,01%)	41 (19,17%)
TO<0%.TS>2,5ms/RR*	4 (1,88%)	11 (5,14%)	53 (24,77%)	45 (21,03%)	113 (52,8%)
TO>0%:TS>2,5ms/RR**	1 (0,47%)	3 (1,4%)	10 (4,67%)	20 (9,35%)	34 (15,89%)
TO<0%:TS<2,5ms/RR**	no	no	7 (3,27%)	11 (5,14%)	18 (8,4%)
TO>0%: TS<2,5мс/RR***	no	2 (0,94%)	2 (0,94%)	4 (1,88%)	8 (3,74%)
Average TO (M±σ)	-3,05±3,42	-1,3±2,64	-1,29±3,31	-0,18±3,65	-0,83±3,46

Note: * - normal values TO и TS; ** - reduction of one parameter (TO or TS); *** - total reduction of parameters

Os valores normais dos parâmetros do TSH foram registados em 52,8% dos doentes de todos os subgrupos etários. Com o aumento da idade dos doentes, regista-se um aumento do TO e uma diminuição do TS, pelo que aumenta o número de doentes com uma redução de um parâmetro ou uma redução total dos parâmetros de TSH.

Foi encontrada uma correlação estatisticamente significativa entre o valor do parâmetro TO e o índice de massa do ventrículo esquerdo do miocárdio (LVMI) (r=0,22; p=0,003*). Foi obtida uma correlação negativa fiável entre a TS e o IMVE (r=-0,21; p=0,005*). Foram obtidas correlações negativas fiáveis entre a TS e o número de VE (r=-0,21; p=0,005*), a FC média (r=-0,28; p=0,0002*). Foi encontrada uma correlação estatisticamente significativa entre a TS e a FE (r=0,2; p=0,008*). Obteve-se um elevado nível de significância estatística entre o TO e a TS (r=-0,29; p=0,0001*). Verificou-se que o nível de relação entre os parâmetros TO e TS aumenta com a idade dos doentes examinados. Na idade de 35-39 anos, não foi encontrada uma relação estatisticamente significativa entre os parâmetros (r=-0,036; p= 0,9). Nos doentes com idades compreendidas entre os 40 e os 49 anos, a correlação entre o TO e o TS é estatisticamente significativa (r=-0,464; p=0,022* - significância estatística moderada). Um alto nível de significância estatística da relação entre os parâmetros de turbulência foi encontrado em pacientes com idades entre 50-59 anos (r=-0,506; p<0,0001*). Nos doentes com idades compreendidas entre os 60 e os 70 anos, a relação entre os parâmetros TO e TS continua a ser estatisticamente significativa (r=0,2; p=0,049* - significância estatística baixa), mas o seu nível diminui, possivelmente devido ao enfraquecimento das reacções autonómicas relacionado com a idade.

Conclusão

A maioria dos doentes com AH de grau II apresenta valores normais dos parâmetros de VFC e TSH. Nos doentes jovens, observa-se um aumento predominante dos parâmetros da VFC, o que pode indicar uma predominância compensatória do tónus do sistema nervoso parassimpático em resposta a um aumento da pressão arterial (PA). Nos pacientes com mais de 40 anos, foi revelada a seguinte tendência: um aumento dos parâmetros foi registado principalmente nas mulheres, uma diminuição - nos homens. Assim, nos homens com mais de 40 anos de idade, é mais frequente registar-se uma predominância do tónus do sistema nervoso simpático, o que contribui para uma quebra mais rápida das capacidades compensatórias e para um aumento progressivo da pressão arterial.

Foram reveladas correlações estatisticamente significativas dos parâmetros de VFC com a idade dos doentes, a frequência cardíaca média, o índice circadiano e a fração de ejeção. Foi comprovado um elevado nível de significância estatística da relação entre os parâmetros de variabilidade. Foram obtidas correlações estatisticamente significativas dos parâmetros de HRT (TO e TS) com o índice de massa miocárdica do ventrículo esquerdo (LVMI), a fração de ejeção, a frequência cardíaca média e o número de extra-sístoles ventriculares. Foi revelada uma correlação fiável dos valores de TO e TS com os principais parâmetros de VFC no domínio do tempo. Foi comprovado um elevado nível de significância estatística da relação entre os parâmetros de turbulência.

Uma avaliação exaustiva dos parâmetros da VFC e da TRH com base em dados de monitorização holter permitir-nos-á desenvolver um método para identificar um grupo de doentes com hipertensão arterial que têm um risco acrescido de desenvolver possíveis eventos e resultados cardiovasculares adversos.

IDENTIFICAR UM GRUPO DE ALTO RISCO DE COMPLICAÇÕES CARDIOVASCULARES EM PACIENTES HIPERTENSOS ATRAVÉS DA ANÁLISE DA VARIABILIDADE DA FREQUÊNCIA CARDÍACA E DOS PARÂMETROS DE TURBULÊNCIA DA FREQUÊNCIA CARDÍACA

A baixa variabilidade da frequência cardíaca (VFC) em doentes com hipertensão arterial (HA) é um fator de prognóstico que aumenta o risco de resultados cardiovasculares adversos. Existem valores extremos de VFC (os chamados "pontos de corte"), para além dos quais existe um mau prognóstico e um elevado risco de resultados fatais: SDNN < 50 ms; SDANNi < 40 ms; SDNNi < 20-30 ms; RMSSD < 15 ms; pNN50 (%) < 0,17. A turbulência anormal da frequência cardíaca (HRT), como uma oscilação de curto prazo mediada pelo barorreflexo da duração do ciclo do ritmo sinusal após extra-sístoles ventriculares espontâneas, também tem um alto valor preditivo como fator de risco cardiovascular. O objetivo do nosso estudo foi avaliar os parâmetros da VFC segundo os critérios de "pontos de corte" e analisar a HRT nos doentes com HA.

Analisámos a VFC e os parâmetros de TSH em 214 doentes com AH de II-º grau, com idades compreendidas entre os 35 e os 70 (57,7 ± 7,6) anos: 121 mulheres (56,5%) e 93 homens (43,5%). Para estudar as alterações da VFC e da TRH, todos os doentes foram submetidos a monitorização por Holter (HM). Os dados obtidos foram processados com recurso à aplicação analítica "Statistics 10.0".

A saída máxima dos parâmetros da VFC para além dos valores críticos (17,39% - homens, 6,58% - mulheres) foi registada na idade de 50-59 anos, principalmente nos homens, com uma redução do parâmetro TS.

A análise dos parâmetros da VFC e da TRH permite identificar os doentes hipertensos com um risco elevado de desenvolver complicações cardiovasculares e um risco acrescido de desfechos fatais, que devem ser utilizados para modificar atempadamente as medidas de tratamento.

Introdução

A variabilidade da frequência cardíaca (VFC) tem um grande valor preditivo em doentes hipertensos, como método de avaliação da relação entre as partes simpática e parassimpática do sistema nervoso autónomo. O tónus vegetativo dos doentes com hipertensão arterial caracteriza-se por uma simpaticotonia acentuada a todos os níveis de regulação do sistema nervoso autónomo. Isto manifesta-se por parâmetros baixos da VFC no "domínio do tempo". Existem valores extremos dos parâmetros da VFC no "domínio do tempo" (os chamados "pontos de corte"), que estão associados a um mau prognóstico e a um risco elevado de resultados fatais na população ou em pessoas com doenças cardiovasculares. Os limites dos parâmetros da VFC no "domínio do tempo" de acordo com os valores dos "pontos de corte" são os seguintes SDNN < 50 ms; SDANNi < 40 ms; SDNNi < 20-30 ms; RMSSD < 15 ms; pNN50 < 0,17%.

Os estudos de VFC mostram que, na população masculina, o risco relativo de mortalidade global em doentes de meia-idade durante 5 anos de seguimento foi 2,1 vezes superior nos casos em que o SDNN era inferior a 20 ms (em comparação com pessoas de idade comparável, nas quais o SDNN era de 20-39 ms). Uma diminuição do SDNN inferior a 50 ms é uma caraterística altamente específica na previsão de resultados fatais em indivíduos que sofreram um enfarte do miocárdio. Além disso, a redução do SDNN é um preditor independente de complicações cardiovasculares após um AVC isquémico. Foram estabelecidos valores limiares do índice SDNN (= 71 ms), abaixo dos quais o risco de perturbações cerebrais e cardíacas aumenta significativamente. Além disso, foram estabelecidas correlações com elevada significância estatística entre a VFC e os parâmetros de turbulência da frequência cardíaca (HRT).

A HRT, como uma breve aceleração da frequência cardíaca seguida de uma desaceleração gradual da frequência cardíaca após uma extrassístole ventricular, tem um elevado valor preditivo como fator de risco cardiovascular. Existem dois parâmetros da HRT: o início da turbulência-(turbulence onset-TO, %) e a inclinação da turbulência-(turbulence slope-TS, ms/RR). TO - o valor do aumento do ritmo sinusal que altera a extrassístole ventricular e TS - a intensidade da desaceleração do ritmo sinusal após o seu aumento. Os valores de TO < 0% e TS > 2,5 ms/RR são considerados normais, TO > 0% e TS < 2,5 ms/RR - patológicos. Os valores de TSH são geralmente classificados em 3 categorias: (1) TSH categoria 0 significa que a TO e a TS são normais; (2) TSH categoria 1 significa que uma das TO ou TS é anormal; (3) TSH categoria 2 significa que tanto a TO como a TS são anormais.

Em pacientes hipertensos com idades entre 60-69 e 70-74 anos, em comparação com o grupo etário de 50-59 anos, o número de extra-sístoles ventriculares aumenta, a quantidade de significados patológicos do TO aumenta 2,7 vezes e os valores médios da TS diminuem 1,3 vezes. Os valores de TO e TS correlacionam-se com a HA: nos normotensos, TO = -1,64% ± 2,85% contra 1,21% ± 1,95% nos hipertensos; o valor de TS foi de 4,29 ± 3,18 ms/RR contra 2,27 ± 0,93 ms/RR nos hipertensos. Existe uma associação entre HA e distúrbios da TRH (p = 0,02) [10]. O objetivo do nosso estudo foi estimar os parâmetros da VFC no "domínio do tempo" através dos critérios de "pontos de corte" e analisar a TSH em doentes hipertensos para, finalmente, criar o grupo de doentes com risco aumentado de possíveis complicações cardiovasculares e resultados fatais.

Materiais e métodos

O estudo incluiu 214 pacientes com AH do II-º grau: 121 mulheres (56,5%) e 93 homens (43,5%) com idades entre 35 e 70 (57,7 ± 7,6) anos. Os doentes concordaram com todos os procedimentos de diagnóstico e tratamento e foram informados da sua participação no estudo. Todos apresentavam ritmo sinusal no ECG. Para analisar as alterações da VFC e da TRH, todos os pacientes foram submetidos à monitorização por Holter (HM). Durante o estudo, a HM foi realizada repetidamente sem descontinuar a terapia anti-hipertensiva. Foram avaliados os parâmetros de VFC no "domínio do tempo", com base nos critérios de "pontos de corte". Para o cálculo dos parâmetros da VFC (TO e TS), foi registado um número suficiente de arritmias ventriculares em 173 (80,8%) doentes hipertensos. O tipo de categoria para estimar os parâmetros de TSH em pacientes hipertensos foi esclarecido.

No grupo de doentes com HA de II-º grau foram registados 24 enfartes do miocárdio, 3 acidentes vasculares cerebrais, 9 paroxismos de fibrilhação auricular, 20 episódios de angina instável e 4 desfechos fatais durante todo o período de seguimento (2,6 ± 1,3 anos).

Os dados obtidos foram processados com o auxílio do software Statistics 10.0 e apresentados como M ± σ, onde M é o valor médio aritmético e σ é o desvio padrão. O nível de significância de $p < 0,05$ foi considerado fiável.

Resultados e discussão

Todos os doentes com AH do II-º grau foram divididos em quatro subgrupos etários. Os parâmetros da VFC no "domínio do tempo" foram avaliados em relação aos "pontos de corte", que estão associados a um mau prognóstico e a um elevado risco de desfechos fatais (Tabela 1).

Tabela 1 - Parâmetros da VFC no "domínio do tempo" em relação aos valores dos "pontos de corte

"Cut-points"	SDNN <50 ms		SDANNi <40 ms		SDNNi <30; <20 ms		RMSSD <15 ms		pNN50 <0,17 %	
Age	Gender; detectability of parameters in age subgroups (%)									
	Male	Female	Male	Female	Male	Female	Male	Female	Male	Female
35-39	0	0	0	0	0	0	0	0.47	0	0.47
40-49	0,94	0	0	0	0.94	0	0	0.47	0,94	0.94
50-59	0,47	0	0	0	2.82	0.94	4.23	1.88	9.87	3.76
60-70	0.47	0	0.47	0	1.88	2.35	0.94	1.88	4.23	3.29

Note: table data on the detectability of the "time domain" HRV parameters in relation to the" cut-points» values are summarized

Nos doentes de 35-39 anos, a ultrapassagem dos limites dos valores "cut-points" de dois parâmetros (RMSSD e pNN50) foi registada em 0,47% dos casos (1 mulher). Os parâmetros HRT (TO e TS) encontravam-se dentro dos valores normais, o que corresponde à categoria de classificação de turbulência 0. Nos doentes de 40-49 anos, a ultrapassagem dos limites dos valores dos "pontos de corte" de três parâmetros (SDNN, SDNNi, pNN50) em combinação com a categoria 2 da avaliação da HRT (redução total dos parâmetros) foi registada em 0,94% dos casos (2 homens). A ultrapassagem dos limites dos valores dos "pontos de corte" de dois parâmetros (RMSSD e pNN50) em combinação com a categoria 0 de avaliação da TSH foi registada em 0,47% dos casos (1 mulher). A ultrapassagem dos limites dos valores dos "pontos de corte" de um parâmetro - pNN50 - em combinação com a categoria 0 da avaliação do TSH foi registada em 0,47% dos casos (1 mulher).

Na idade de 50-59 anos, a ultrapassagem dos limites dos valores de "pontos de corte" de SDNNi foi registada em 3,29% dos casos (5 homens; 2

mulheres), tendo sido detectados valores críticos de pNN50 em 7,52% dos casos (12 homens; 4 mulheres). A combinação da ultrapassagem dos valores dos "pontos de corte" de SDNN e SDNNi foi registada em 0,47% dos casos (1 homem), RMSSD e pNN50 - 4,7% (7 homens; 3 mulheres). A ultrapassagem dos limites dos valores dos "pontos de corte" SDNNi, RMSSD e pNN50 foi registada em 1,41% dos casos (2 homens; 1 mulher). Foi registada principalmente uma categoria de avaliação do TSH (redução de um parâmetro). É de salientar que as alterações patológicas da TSH são representadas pela redução do parâmetro TS.

Na idade de 60-70 anos, a ultrapassagem dos limites dos valores extremos (inferiores aos "pontos de corte") de todos os parâmetros de VFC no "domínio do tempo" analisados foi detectada em 0,47% dos casos (1 homem). A combinação de valores críticos de SDNNi, RMSSD e pNN50 foi registada em 1,88% dos casos (3 mulheres; 1 homem), SDNNi e pNN50 em 1,41% dos casos (2 mulheres; 1 homem); RMSSD e pNN50-0,47% (1 mulher). De um modo geral, nos doentes com 60-70 anos, foram registados valores críticos de SDNNi em 4,23% dos casos (5 mulheres; 4 homens); RMSSD em 2,82% dos casos (4 mulheres; 2 homens); pNN50-7,52% (7 mulheres; 9 homens). As alterações patológicas na HRT são representadas pela redução do parâmetro TS (1 categoria de estimativa de turbulência). A associação entre os parâmetros da VFC e do TSH com a probabilidade de desenvolvimento de resultados fatais foi revelada (Tabela 2).

Tabela 2 - Associação da VFC e dos parâmetros da TRH com desfechos fatais

Parameters	M±σ	γ – correlations	p – levels
SDNN, ms	140,55±45,85	-0,7773	0,00119
SDANNi, ms	121,36±39,43	-0,7026	0,0034
SDNNi, ms	57,9±30,2	-0,9354	0,000088
RMSSD, ms	49,97±53,5	-0,59903	0,01289
pNN50, %	8,4±12,27	-0,9998	0,0003
TS, ms/RR	7,82±7,03	-0,9046	0,00017

Também foram encontradas correlações significativas entre a fração de ejeção do ventrículo esquerdo (FEVE) ($p = 0,00022$), o desenvolvimento de enfartes do miocárdio e acidentes vasculares cerebrais ($p < 0,0001$) durante o período de seguimento (2,6 ± 1,3 anos) e a probabilidade de desenvolvimento de resultados fatais. Nos doentes com HA de II-º grau identificámos uma associação dos parâmetros de TSH com a probabilidade de desenvolvimento de enfartes do miocárdio (enfarte) (para TO $p = 0,0144$; para TS $p = 0,0164$). Assim, no grupo de doentes com HA de II-º grau, identificámos indivíduos com um risco aumentado de desenvolver complicações cardiovasculares e desfechos fatais e determinámos os valores dos parâmetros de VFC e TSH associados a um risco aumentado (Tabela 3).

Tabela 3 - Valores de VFC e TSH, associados a um risco aumentado de desfechos fatais

Parameters	AH without an increased risk of fatal outcomes	AH with an increased risk of fatal outcomes	p
SDNN, ms	140,5±45,8	76,4±35,4	0,0082*
SDANNi, ms	121,35±39,4	70,6±34,45	0,0169*
SDNNi, ms	57,9±30,2	24,6±5,4	0,0014*
RMSSD, ms	50,0±53,5	16,0±7,8	0,0432*
pNN50, %	8,4±12,3	0,14± 0,38	0,0037*
TO, %	-0,8±3,5	-0,24±3,04	0,1235
TS, ms/RR	7,82±7,03	1,1±0,97	0,0022*

Note: the difference is significant at p <0.05*

Discussão

Assim, no grupo de indivíduos examinados com HA do II-º grau, identificámos doentes com um risco aumentado de possíveis resultados adversos, que têm um ou mais parâmetros de VFC do "domínio do tempo", que ultrapassam os valores críticos (inferiores aos "pontos de corte") em combinação com uma redução de um ou dois parâmetros de HRT (TO e TS). Os valores patológicos de TO estão mais associados ao desenvolvimento de enfarte do miocárdio, enquanto a TS patológica está associada não só ao enfarte do miocárdio, mas também à probabilidade de resultados fatais.

Em suma, pode notar-se que a ultrapassagem dos limites dos "pontos de corte" de um ou mais parâmetros da VFC do "domínio do tempo" foi registada em 16,45% dos casos no sexo feminino e em 27,73% no sexo masculino com HA de grau II. A saída máxima dos parâmetros da VFC para além dos valores críticos (17,39% no sexo masculino, 6,58% no sexo feminino) foi registada na idade de 50-59 anos, principalmente no sexo masculino com 1 categoria de avaliação da TSH, representada pela redução do parâmetro TS.

Conclusão

Para prevenir o desenvolvimento de resultados cardiovasculares adversos, os doentes hipertensos com valores críticos dos parâmetros da VFC no "domínio do tempo" (inferiores aos "pontos de corte") na combinação da redução do TO ou TS, ou da redução total da TSH, especialmente em ligação com uma baixa FE do VE, devem ser objeto de medidas de tratamento e prevenção modificadas.

APLICAÇÃO DA AVALIAÇÃO DA VARIABILIDADE DA FREQUÊNCIA CARDÍACA E DA TURBULÊNCIA DA FREQUÊNCIA CARDÍACA PARA IDENTIFICAR DOENTES HIPERTENSOS COM UM RISCO ACRESCIDO DE EVENTOS CARDIOVASCULARES ADVERSOS

O objetivo do nosso estudo foi desenvolver um método para isolar um grupo de doentes com hipertensão arterial do grau II com um risco aumentado do número total de enfartes do miocárdio, acidentes vasculares cerebrais, resultados letais de doenças cardiovasculares (DCV) nos próximos 1-3 anos, tendo em conta a avaliação da variabilidade da frequência cardíaca e dos parâmetros de turbulência da frequência cardíaca. No decurso de um estudo clínico prospetivo, foram examinados 214 doentes com hipertensão arterial (HA) de grau II com idades compreendidas entre os 35 e os 70 anos (57,7±7,6) e 26 indivíduos praticamente saudáveis com idades compreendidas entre os 30 e os 60 anos (51,7±7,7). Todos foram submetidos a um exame completo, incluindo monitorização Holter (HM), eletrocardiografia (ECG), ecocardiografia (EchoCG). O processamento estatístico dos resultados foi efectuado utilizando o software "Statistica 10.0".

Foi estimado o número total de enfartes do miocárdio, acidentes vasculares cerebrais e resultados letais registados em doentes com hipertensão arterial de grau II durante um período de 2,6±1,3 anos e foram determinados os factores associados ao seu desenvolvimento. Foi desenvolvido um método para identificar um grupo de pacientes com hipertensão arterial de grau II que têm um risco acrescido de desenvolver eventos cardiovasculares adversos nos próximos 1-3 anos, tendo sido demonstrado que a sua sensibilidade é de 90,9%; a especificidade é de

95,8%.

É demonstrado que a utilização de parâmetros de variabilidade da frequência cardíaca (VFC) e de turbulência da frequência cardíaca (TRH) proporciona um aumento significativo da sensibilidade e da especificidade da identificação de um grupo com um risco acrescido de desenvolver o número total de acidentes vasculares cerebrais, enfartes do miocárdio e resultados letais nos próximos 1-3 anos.

Introdução

A identificação de um grupo de doentes hipertensos com um risco aumentado de eventos cardiovasculares adversos (acidentes vasculares cerebrais, enfartes do miocárdio e resultados letais) é uma tarefa médica premente, uma vez que permite justificar alterações nas tácticas de tratamento.

Tradicionalmente, os riscos de eventos cardiovasculares adversos são estimados para 10-20 anos, mas é racional prevê-los para um período mais curto, uma vez que isso permite identificar um grupo de doentes com maior risco. Na prática, um prognóstico de 1-3 anos é ótimo, o que permite identificar os grupos de doentes mais "perigosos", mas há tempo para modificar as medidas de tratamento e prevenir os resultados adversos.

Tradicionalmente, na previsão de eventos adversos (enfartes do miocárdio, acidentes vasculares cerebrais, resultados fatais devido a doenças cardiovasculares), são identificados vários factores que têm em conta alterações estruturais no coração, grandes vasos, condições associadas e doenças concomitantes. Tal como demonstrado em vários estudos modernos, a deterioração das funções autonómicas, o estado do sistema nervoso simpático e parassimpático também estão associados a um risco acrescido de desenvolvimento de acontecimentos adversos, o que também é racional ter em conta ao criar previsões.

Nos últimos anos, na previsão exaustiva dos acontecimentos adversos, tem sido dada grande atenção às perturbações da regulação neuro-humoral do sistema cardiovascular, às alterações da atividade do sistema nervoso autónomo e aos desequilíbrios dos sistemas nervosos simpático e parassimpático, que criam condições para a ocorrência de acontecimentos adversos.

A aplicação prática desta abordagem é facilitada pela utilização generalizada de dispositivos HM, cujo programa inclui atualmente a capacidade de registar e avaliar subsequentemente os parâmetros da VFC e da TRH. Os métodos clássicos de avaliação da VFC são efectuados nas modalidades de análise temporal ou estatística ("domínio do tempo") e de análise frequencial ou espetral ("domínio da frequência"). A análise no domínio do tempo tem a vantagem prática de ser um método com as interpretações clínicas mais desenvolvidas. São normalmente avaliados os seguintes parâmetros no domínio do tempo: SDNN (ms) - desvio padrão de todos os intervalos RR analisados; SDANNi (ms) - desvio padrão dos valores dos intervalos RR calculados em média ao longo de 5 minutos; SDNNi (ms) - valor médio dos desvios padrão ao longo de períodos de 5 minutos; RMSSD (ms) - raiz quadrada da soma das diferenças entre intervalos RR sucessivos; pNN50 (%) - percentagem de episódios com diferenças entre intervalos RR sucessivos superiores a 50 ms.

A baixa VFC é um marcador de muitas condições patológicas, incluindo um indicador prognóstico que aumenta o risco de morte súbita cardíaca em pacientes hipertensos.

O método HRT baseia-se na avaliação da capacidade dos sistemas autónomos de regulação do ritmo (principalmente o barorreflexo) para compensar rapidamente as alterações hemodinâmicas intracardíacas causadas por arritmias ventriculares. Existem dois parâmetros independentes de HRT: o início da turbulência (TO, %) e a inclinação da turbulência (TS, ms/RR). TO é a magnitude da aceleração do ritmo sinusal após uma extrassístole ventricular (VE), e TS é a intensidade da desaceleração do ritmo sinusal após a sua aceleração. A aceleração do ritmo sinusal após a sua desaceleração de curta duração é considerada uma resposta fisiológica à EV. Valores de TO < 0% e TS > 2,5 ms/RR são considerados normais, enquanto TO > 0% e TS < 2,5 ms/RR são considerados patológicos.

As alterações patológicas dos parâmetros da HRT são o fator de risco mais forte para o desenvolvimento de arritmias potencialmente fatais e de morte súbita cardíaca em doentes diagnosticados com hipertensão. Apesar da presença de estudos bastante convincentes que indicam a possibilidade de avaliar o risco de eventos adversos em pacientes com hipertensão utilizando os parâmetros HRV e HRT, a sua utilização para o prognóstico a médio prazo em combinação com os resultados do exame tradicional não foi estudada em pormenor.

O objetivo deste estudo foi desenvolver um método para identificar um grupo de doentes com HÁ de grau II com um risco aumentado do número total de enfartes do miocárdio, acidentes vasculares cerebrais e resultados fatais de doenças cardiovasculares nos próximos 1-3 anos, tendo em conta a avaliação da variabilidade da frequência cardíaca e dos parâmetros de turbulência.

Materiais e métodos

Foram examinados 214 doentes com diagnóstico confirmado de HA de grau II, incluindo 121 mulheres (56,5%) e 93 homens (43,5%) com idades compreendidas entre os 35 e os 70 anos (idade média 57,7 ± 7,6 anos). O grupo de controlo era constituído por 26 indivíduos praticamente saudáveis (11 homens e 15 mulheres, idade média de 51,7 ± 7,7 anos) sem doenças confirmadas dos órgãos internos, incluindo DCV.

O exame clínico consistiu na recolha de queixas, anamnese, dados do exame objetivo e avaliação dos dados antropométricos, métodos de investigação laboratorial (análise geral do sangue e da urina, análise bioquímica do sangue, incluindo a determinação do nível de colesterol, espetro lipídico, proteínas totais, bilirrubina, ureia e creatinina no sangue).

Os métodos instrumentais de exame incluíram ECG, radiografia torácica, teste de veloergometria, ecocardiografia, monitorização ambulatória da pressão arterial (MAPA) e HM. O programa do complexo de registo e processamento de ECG do sistema Cardian KR-01 (Minsk, República da Bielorrússia) foi utilizado para calcular e avaliar os parâmetros da VFC no domínio do tempo e os parâmetros da HRT (TO - turbulence onset e TS - turbulence slope).

Os doentes foram seguidos durante 2,6 ± 1,3 anos. 128 doentes receberam lisinopril 10-20 mg/dia, 44 - enalapril 10-40 mg/dia, 7 - losartan 50 mg/dia, 80 - amlodipina 5-10 mg/dia, 5 - verapamil 40 mg/dia, 82 - metoprolol 25-50 mg/dia ou bisoprolol 2,5-10 mg/dia, 14 - carvedilol 6,25-25 mg/dia, 135 - hidroclorotiadida 25-50 mg/dia ou indapamida 2,5 mg/dia. 13,1% dos doentes receberam apenas um fármaco, 44,4% receberam uma terapêutica combinada com dois fármacos anti-hipertensores, 38,8% receberam três fármacos e 3,7% receberam uma terapêutica combinada com quatro fármacos.

Para avaliar a adesão dos pacientes à medicação, foi utilizado o questionário de Morisky-Green. No final da observação, com base na análise das anamneses, das fichas de ambulatório e dos resultados das autópsias patológicas, foi avaliado o número total de eventos cardiovasculares adversos: crises hipertensivas, paroxismos de fibrilhação auricular, episódios de angina instável, enfartes do miocárdio, acidentes vasculares cerebrais e desfechos fatais por doenças cardiovasculares.

O tratamento estatístico dos resultados obtidos foi efectuado com recurso ao programa Statistics 10.0. A análise de correlação foi efectuada com recurso a estatísticas não paramétricas. A modelação matemática foi efectuada através da análise de regressão logit em 107 doentes selecionados aleatoriamente. O modelo foi testado quanto à sensibilidade e especificidade num grupo dos restantes 107 doentes. Ambos os grupos eram comparáveis em termos de idade, sexo e factores de risco. Durante o período de observação, foi registado o número total de eventos cardiovasculares adversos (enfartes do miocárdio, acidentes vasculares cerebrais e resultados fatais de DCV).

A sensibilidade foi estimada através da fórmula: resultado positivo verdadeiro / (resultado positivo verdadeiro + resultado falso negativo). A especificidade foi estimada utilizando a fórmula: resultado negativo verdadeiro / (resultado negativo verdadeiro + resultado falso positivo).

Resultados e discussão

A adesão dos doentes ao tratamento prescrito foi de 89%. O nível alvo de PA foi atingido em 186 pacientes (87%), enquanto os restantes tinham PA dentro do intervalo de 145155/80-90 mm Hg. Durante o período de observação de 2,6 ± 1,3 anos, foram registados 20 episódios de angina instável, 24 casos de enfarte do miocárdio, 3 acidentes vasculares cerebrais, 4 desfechos fatais por DCV, 9 paroxismos de fibrilhação auricular e 129 crises hipertensivas em doentes com HA de grau II. No grupo de indivíduos praticamente saudáveis, não foram observados eventos cardiovasculares.

Os principais resultados da HM e da EchoCG dos doentes dos grupos principal e de controlo são apresentados na Tabela 1.

Tabela 1 - Resultados da monitorização Holter e do ecocardiograma dos doentes com hipertensão arterial de grau II e dos indivíduos praticamente saudáveis

Parameter	Patients with AH of the II degree	Practically healthy	p
Circadian index (CI)	1,21 ± 0,1	1,28 ± 0,12	0,002*
TO (%)	-0,8 ± 3,5	-4,21 ± 1,55	0,0001*
TS (ms/RR)	7,82 ± 7,03	16,01 ± 8,66	0,00001*
SDNN (ms)	140,2 ± 46,25	151,8 ± 36,8	0,22
SDANNi (мс)	121,03 ± 39,79	133,5 ± 38,1	0,13
SDNNi (мс)	57,9 ± 30,2	63,6 ± 19,2	0,35
RMSSD (мс)	49,97 ± 53,5	39,27 ± 16,2	0,31
pNN50(%)	8,4 ± 12,27	10,58 ± 9,1	0,38
Posterior wall of the left ventricle (PW LV, mm)	10,75 ± 1,8	8,96 ± 0,65	0,00003*
Interventricular septum (IVS, mm)	11,6 ± 2,4	9,77 ± 0,7	0,0002*
End diastolic dimension (EDD, mm)	49,6 ± 6,4	43,8 ± 2,13	0,0002*
End systolic dimension (ESD, mm)	31,6 ± 6,2	29,7 ± 1,66	0,03*
Left atrium (LA, mm)	40,9 ± 4,49	38,2 ± 1,56	0,002*
Right ventricle (RV, mm)	24,4 ± 3,36	23,1 ± 0,98	0,01*
Relative wall thickness (RWT, mm)	0,45 ± 0,08	0,42 ± 0,02	0,01*
Left ventricular myocardial mass (LVMM, g)	251,5 ± 106,0	154,7 ± 23,8	0,00003*
Left ventricular mass index (LVMI, g/m2)	128,2 ± 50,9	80,52 ± 13,2	0,00005*
Ejection fraction (EF, %)	66,4 ± 10,2	73,6 ± 4,1	0,0004*

Note: the difference is significant at p <0.05*

Em 44,8% dos casos, os doentes com HA do grau II apresentavam valores normais do índice circadiano (IC), em 53,3% - diminuídos, e apenas em 1,9% dos doentes - aumentados. Foi revelada uma associação dos valores do IC (p = 0,036) com o desenvolvimento do número total de eventos cardiovasculares adversos (enfartes do miocárdio, acidentes vasculares cerebrais, resultados letais).

Foram registadas alterações patológicas no parâmetro TO em 19,63% dos casos, TS - em 12,14%. Foram reveladas correlações significativas dos parâmetros da TS com a idade dos doentes examinados: TO (r = 0,18; p = 0,02); TS (r = -0,22; p = 0,004). O aumento da idade está associado a uma deslocação da TO e da TS para valores patológicos (TO > 0%; TS < 2,5 ms/RR).

Os valores dos parâmetros do TSH em pacientes hipertensos diferiram significativamente dos dados em indivíduos praticamente saudáveis: TO = -0,8 ± 3,5% (respetivamente, TO = -4,21 ± 1,55%; p = 0,0001); TS = 7,82 ± 7,03 ms/RR (respetivamente, TS = 16,01 ± 8,66 ms/RR; p < 0,0001).

A ecocardiografia em doentes com AH de grau II, em comparação com indivíduos saudáveis, revelou um aumento significativo da dimensão diastólica final: EDD = 49,6 ± 6,4 mm (em indivíduos saudáveis, respetivamente, 43,8 ± 2,13 mm; p = 0,0002), dimensão sistólica final: ESD = 31,6 ± 6,2 mm (respetivamente, 29,7 ± 1,66 mm; p = 0,03); um aumento no tamanho do átrio esquerdo: AE = 40,9 ± 4,49 mm (respetivamente, 38,2 ± 1,56 mm; p = 0,002). A massa miocárdica do ventrículo esquerdo foi maior nos pacientes (MVE = 251,5 ± 106,0 g) do que nos indivíduos saudáveis (154,7 ± 23,8 g; p < 0,0001). A fração de ejeção do VE nos pacientes foi de 66,4 ± 10,2%, nos indivíduos saudáveis - 73,6 ± 4,1%; p = 0,0004.

Determinou-se que nos doentes com HA de grau II que sofreram enfarte do miocárdio ou AVC durante o período de observação, os parâmetros de variabilidade SDNN, SDANNi, SDNNi e o IC eram significativamente mais baixos do que nos indivíduos praticamente saudáveis: SDNN = 114,4 ± 40,6 ms (respetivamente, 151,8 ± 36,8 ms; p = 0,01); SDANNi = 98,3 ± 27,3 ms (respetivamente, 133,5 ± 38,1 ms; p = 0,012);

SDNNi = 48,4 ± 22,7 ms (respetivamente, 63,6 ± 19,2 ms; p = 0,012); IC = 1,18 ± 0,1 (respetivamente, 1,28 ± 0,12; p = 0,0001).

Os parâmetros do TSH dos doentes com HA de grau II que sofreram enfarte do miocárdio ou acidente vascular cerebral diferiram dos dados dos indivíduos praticamente saudáveis: TO = 0,57 ± 3,7% em pacientes com hipertensão foi significativamente maior do que em indivíduos saudáveis (respetivamente, TO = -4,2 ± 1,55%; p = 0,0001); TS = 5,27 ± 4,01 ms/RR foi significativamente menor em pacientes com hipertensão (respetivamente, TS = 16,01 ± 8,66 ms/RR; p = 0,003). Nos doentes que sofreram enfarte do miocárdio ou acidente vascular cerebral, o parâmetro TO = 0,57 ± 3,7% foi significativamente mais elevado do que nos doentes com hipertensão que não registaram eventos cardiovasculares (respetivamente, TO = - 1,25 ± 3,7%; p = 0,036).

O risco relativo de desenvolver o número total de eventos cardiovasculares adversos (enfartes do miocárdio, acidentes vasculares cerebrais, resultados letais de DCV) durante um período de observação de 2,6 ± 1,3 anos em doentes com HA de grau II é apresentado na Tabela 2.

Tabela 2 - O risco relativo de desenvolver o número total de enfartes do miocárdio, acidentes vasculares cerebrais, resultados letais de DCV no grupo de doentes com HA de grau II ao longo de um período de seguimento de 2,6±1,3 anos, tendo em conta vários parâmetros de VFC, TSH e ecocardiografia no domínio do tempo

Parameter	Values the parameter	Relative risk (RR)	Standard error of RR	Lower limit of 95% CI	Upper limit 95% CI
SDNN (ms)	≤99 ms	3,01	0,39	1,4	6,4
SDANNi (ms)	≤85 ms	2,6	0,41	1,2	5,7
SDNNi (ms)	≤40 ms	2,3	0,36	1,2	4,7
RMSSD (ms)	≤19 ms	3,4	0,36	1,7	7,0
pNN50 (%)	<0,1 %	2,3	0,38	1,1	4,7
TO (%)	>0 %	2,6	0,36	1,3	5,3
TS (ms/RR)	<2,5 ms /RR	3,9	0,37	1,9	7,9
CI, c.u.	<1,2 c.u.	3,5	0,38	1,6	7,3
Maximal HR (bpm)	>100 bpm	7,8	0,39	3,6	16,9
Left atrium (LA, mm)	>40 mm	2,7	0,4	1,2	6,0
End diastolic dimension (EDD, mm)	>55 mm	2,6	0,37	1,3	5,4
End systolic dimension (ESD, mm)	>37 mm	2,4	0,39	1,1	5,2
Left ventricular myocardial mass (LVMM, g)	>182 g. - men: >141g.- women	4,3	0,72	1,1	17,7
Ejection fraction (EF, %)	<55 %	4,9	0,33	2,6	9,4

Utilizando os parâmetros apresentados na Tabela 2 e o método de análise de regressão logit, foi formulado um modelo para prever a evolução do número total de enfartes do miocárdio, acidentes vasculares cerebrais e desfechos fatais por doenças cardiovasculares para pacientes com HA de grau II:

Y = 2,03 + 0,9 x **A** - 1,6 x **G** + 0,007 x **SDNN**(ms) + 0,002 x **SDNNi** (ms) + 0,11 x - 0,07 x **TS** (ms/RR) - 4,84 x **IC** (c. u.) - 0,01 x **FC máx**. (bpm) + 0,12 x **AE** (mm) + 0,07 x **EDD** (mm) - 0,05 x **FE** (%) - 0,009 x **LVMM** (g); (x^2 = 42,58; p = 0,00003),

Na fórmula: **Y** é o log odds ratio; **A** significa a idade dos pacientes; **G** - género, **SDNN** (ms) - desvio padrão de todos os intervalos RR analisados; **SDNNi** (ms) - valor médio dos desvios padrão em períodos de 5 minutos; **TO** (%) - início da turbulência, a magnitude da aceleração do ritmo sinusal após uma extrassístole ventricular (VE); **TS** (ms/RR) - declive da turbulência, a intensidade da desaceleração do ritmo sinusal após a sua aceleração; **CI** - valores do índice circadiano de acordo com os dados da HM (como o rácio entre a frequência cardíaca média diária e a frequência cardíaca média nocturna); **FC máx** (bpm) - o valor da frequência cardíaca máxima diária de acordo com os dados da HM; **AE (mm)** - o tamanho da aurícula esquerda de acordo com os resultados da ecocardiografia; **EDD** (mm) - o tamanho do ventrículo esquerdo em repouso; **FE** (%) - o valor da fração de ejeção do ventrículo esquerdo; **LVMM** (g) - o valor da massa do miocárdio do ventrículo esquerdo.

A probabilidade do acontecimento foi estimada utilizando a fórmula $p = e^Y/(1-e^{Y)}$, em que e (constante) = 2,72. Uma alta probabilidade de eventos foi determinada em p $\geq$0,76. Para determinar a sensibilidade e a especificidade do modelo de previsão para o desenvolvimento do número total de enfartes do miocárdio, acidentes vasculares cerebrais e resultados letais de DCV em doentes com HA de grau II entre os doentes não envolvidos no exame principal (n = 107), foi um prognóstico desfavorável em 14 pessoas, exato em 10 e errado em 4 pessoas. Foi determinado um prognóstico favorável exato em 93 pessoas, mas ocorreu um evento adverso em 1 pessoa (Tabela 3).

Tabela 3 - Avaliação da sensibilidade e especificidade do modelo de predição do número total de enfartes do miocárdio, acidentes vasculares cerebrais, desfechos letais por DCV em doentes com HA do II grau durante 2,6±1,3 anos

The presence of a feature	Event forecast	
	the forecast of the events presence	the forecast of the events absence
The feature is present	The prognosis is accurate positive — **10**	The prognosis is accurate positive — **4**
The feature is absent	The prognosis is accurate negative— **1**	The prognosis is accurate negative — **92**

A sensibilidade do modelo é de 90,9% e a especificidade de 95,8%.

Para compreender a necessidade de utilizar os parâmetros da HRV e da HRT na previsão, foi criado um modelo que não contém os resultados da avaliação da HRV e da HRT:

Y = -4,13 + 1,15 x **A** - 1,51 x **G** + 0,05 x **EDD** (mm) + 0,13 x **LA** (mm) - 0,06 x **EF** (%) - 0,007 x **LVMM** (g); (x2 = 33,96; p = 0,00001),

Na fórmula: **Y** é o log odds ratio; **A** significa a idade dos doentes; **G** - género, **EDD** (mm) - o tamanho do ventrículo esquerdo em repouso; **LA (mm)** - o tamanho da aurícula esquerda de acordo com os resultados da ecocardiografia; **EF** (%) - o valor da fração de ejeção do ventrículo esquerdo; **LVMM** (g) - o valor da massa do miocárdio do ventrículo esquerdo.

A probabilidade do acontecimento foi também estimada utilizando a fórmula p =e^Y/ (1-$e^{Y)}$, em que e (constante) = 2,72. Uma probabilidade elevada de eventos foi determinada em p ≥0,76.

No mesmo grupo de doentes hipertensos, foi testada a eficácia do modelo sem a utilização de parâmetros de HRV e HRT. Verificou-se que o risco elevado de eventos adversos foi determinado com precisão em 3 doentes (21,4%), erradamente em 11, a ausência de eventos foi determinada com precisão em 89, erradamente em 4 (Tabela 4).

Tabela 4 - Avaliação da sensibilidade e especificidade do modelo de predição do número total de enfartes do miocárdio, acidentes vasculares cerebrais, desfechos letais por DCV em pacientes com HA de grau II que não inclui parâmetros de VFC, TRH, IC e frequência cardíaca máxima diária

The presence of a feature	Event forecast	
	the forecast of the events presence	the forecast of the events absence
The feature is present	The prognosis is accurate positive — **3**	The prognosis is accurate positive — **11**
The feature is absent	The prognosis is accurate negative— **4**	The prognosis is accurate negative — **89**

Com base nisto, a sensibilidade do modelo foi de 42,9% e a especificidade de 89,0%.

Assim, a utilização de parâmetros de HRV e HRT no modelo de previsão para identificar pacientes com diferentes riscos de eventos cardiovasculares aumenta a precisão da identificação de um grupo de pacientes com risco aumentado de 21,4% (3 em 14) para 71,4% (10 em 14, p=0,0128) com maior especificidade (89,0% e 95,8%).

Conclusão

A inclusão da análise da variabilidade da frequência cardíaca e dos parâmetros de turbulência da frequência cardíaca no exame abrangente padrão dos doentes com hipertensão arterial de grau II permite aumentar a sensibilidade (de 42,9 para 90,9%) e a especificidade (de 89,0 para 95,8%) do prognóstico do número total de enfartes do miocárdio, de acidentes vasculares cerebrais e de resultados letais de DCV. Isto permite identificar com maior exatidão um grupo de doentes com HA de grau II com um risco aumentado de eventos adversos (de 21,4 para 71,4%, p =0,0128) nos próximos 1-3 anos.

AVALIAÇÃO DA VARIABILIDADE DA FREQUÊNCIA CARDÍACA E DOS PARÂMETROS DE TURBULÊNCIA DA FREQUÊNCIA CARDÍACA EM PACIENTES COM HIPERTENSÃO ARTERIAL DE GRAU II COM DIFERENTES RISCOS DE EVENTOS CARDIOVASCULARES ADVERSOS

Atualmente, uma das tarefas importantes é a deteção precoce de doentes com hipertensão arterial (HA) que têm um risco acrescido de desenvolver vários eventos cardiovasculares adversos. O mais relevante são as previsões a médio prazo para os próximos 1-3 anos, que permitem identificar um grupo de doentes com o desenvolvimento mais precoce de eventos adversos. Para melhorar a precisão das previsões, recomenda-se a utilização do método de monitorização Holter (HM).

Introdução

O método HM permite identificar perturbações do equilíbrio vegetativo através da análise da variabilidade da frequência cardíaca (HRV) e da turbulência da frequência cardíaca (HRT). Na prática clínica, o método da VFC no domínio do tempo com uma avaliação dos parâmetros SDNN (ms), SDANNi (ms), SDNNi (ms), RMSSD (ms), pNN50 (%) tem uma vantagem prática.

As alterações patológicas nos parâmetros da HRT são o fator de risco mais forte para o desenvolvimento de arritmias potencialmente fatais e morte súbita cardíaca em doentes hipertensos. Nos programas de HM, são normalmente avaliados dois parâmetros do TSH: o início da turbulência - (TO, % - início da turbulência) e a inclinação da turbulência - (TS, ms/RR - inclinação da turbulência). TO é a magnitude do aumento do ritmo sinusal após extra-sístoles ventriculares (VE), e TS é a intensidade do abrandamento do ritmo sinusal após o seu aumento. É sabido que valores de TO<0% e TS >2,5 ms/RR são considerados normais, e valores de >0% e TS <2,5 ms/RR são considerados patológicos.

O aumento da atividade do sistema nervoso simpático em pacientes hipertensos correlaciona-se com a turbulência patológica, e a instabilidade da pressão arterial está associada a anormalidades da variabilidade da frequência cardíaca e dos parâmetros de turbulência da frequência cardíaca. O objetivo deste estudo foi avaliar as alterações nos parâmetros da VFC, TRH e IC em pacientes com HA de grau II que apresentam alto, médio e baixo risco de eventos cardiovasculares adversos.

Materiais e métodos

O estudo incluiu 214 pacientes com diagnóstico estabelecido de HA do II grau, sendo 93 do sexo masculino e 121 do sexo feminino, com idade de 57,7±7,6 anos. Todos foram submetidos a HM com avaliação dos parâmetros de VFC e TRH. Os pacientes foram acompanhados durante 2,6±1,3 anos. Durante o período de acompanhamento, foram registados 24 casos de enfarte do miocárdio, 3 acidentes vasculares cerebrais e 4 desfechos letais devido a doenças cardiovasculares (DCV) nos doentes. O risco de desenvolver o número total de enfartes do miocárdio, acidentes vasculares cerebrais e resultados letais nos próximos 1-3 anos foi determinado por previsão utilizando regressão logística, tendo em conta a avaliação dos parâmetros de variabilidade da frequência cardíaca e de turbulência da frequência cardíaca.

Os resultados foram processados utilizando o pacote de software estatístico "Statistica 10.0", o nível de significância foi considerado fiável em $p < 0{,}05$.

Resultados e discussão

De acordo com os resultados do prognóstico, todos os doentes com

AH do grau II foram divididos em três grupos: com um risco baixo a médio prazo de desenvolver um número total de enfartes do miocárdio, acidentes vasculares cerebrais e resultados letais - 68,7% (147 doentes), um risco médio - 24,8% (53 doentes), e com um risco elevado - 6,5% (14 doentes).

Dos 14 pacientes do grupo de alto risco, 13 eram do sexo masculino (92,9%) e 1 do sexo feminino (7,1%). As diferenças nos parâmetros de VFC e TRH nos grupos de hipertensos de II grau com alto e baixo risco de eventos cardiovasculares adversos são apresentadas na Tabela 1.

Tabela 1 - Parâmetros de VFC e TRH nos grupos de hipertensos de grau II com alto e baixo risco de eventos cardiovasculares adversos

Parameters	Hypertensive patients of the II degree with high-risk grade of adverse cardiovascular events	Hypertensive patients of the II degree with low-risk grade of adverse cardiovascular events	p
SDNN,ms	116,2±60,5	142,3±38,7	0,02*
SDANNi,ms	108,1±67,3	125,8±36,1	0,11
SDNNi,ms	42,1±26,2	56,4±23,8	0,03*
TO,%	0,8±3,34	-1,47±3,35	0,04*
TS,ms/RR	3,4±2,33	8,64±7,67	0,03*
CI, c.u.	1,13± 0,05	1,22±0,1	0,001*

Note: * - the significance of the differences at p<0.05

Como se pode verificar na Tabela 1, os valores dos parâmetros SDNN e SDNNi no grupo de hipertensos do II grau com grau de risco elevado de eventos cardiovasculares adversos foram significativamente inferiores aos valores dos parâmetros no grupo de baixo risco (p= 0,02; p= 0,03). Os resultados da avaliação do índice circadiano (IC= 1,13± 0,05 u.c.) no grupo de alto risco diferiram significativamente dos valores de IC no grupo de doentes hipertensos de grau II com baixo risco de eventos cardiovasculares adversos (IC= 1,22±0,1; p= 0,001). Os valores dos parâmetros da TRH diferiram dos valores correspondentes do grupo de hipertensos do II grau com baixo risco de eventos cardiovasculares adversos: TO= 0,8±3,34% (respetivamente, TO= - 1,47±3,35; p= 0,04); TS=3,4±2,33 ms/RR (respetivamente, TS= 8,64±7,67; p=0,03).

Dos 53 pacientes do grupo de médio risco, 43 eram do sexo masculino (81,1%) e 10 do sexo feminino (18,9%). As diferenças nos parâmetros de VFC e TRH em pacientes hipertensos de grau II com médio e baixo risco de eventos cardiovasculares adversos são apresentadas na Tabela 2.

Tabela 2 - Parâmetros de VFC e TRH nos grupos de hipertensos de grau II com médio e baixo risco de eventos cardiovasculares adversos

Parameters	Hypertensive patients of the II degree with medium-risk grade of adverse cardiovascular events	Hypertensive patients of the II degree with low-risk grade of adverse cardiovascular events	p
SDNN,ms	140,8±59,0	142,3±38,7	0,84
SDANNi,ms	111 ±38,6	125,8±36,1	0,01*
SDNNi,ms	63,7±42,4	56,4±23,8	0,12
TO,%	0,61±3,4	-1,47±3,35	0,001*
TS, ms/RR	6,24±5,05	8,64±7,67	0,09
CI, c.u.	1,19± 0,1	1,22±0,1	0,04*

Como se pode observar na Tabela 2, há uma diferença significativa no SDANNi nos grupos de médio e baixo risco (p= 0,01). Os valores do índice circadiano (IC= 1,19± 0,1) no grupo de médio risco dos hipertensos de II grau diferiram significativamente dos valores do IC no grupo de baixo risco (IC= 1,22±0,1; p= 0,04).

Os valores dos parâmetros do TSH no grupo dos hipertensos de grau II com risco médio de eventos cardiovasculares adversos diferiram dos valores correspondentes do grupo de baixo risco: TO= 0,61±3,4% (respetivamente, TO= - 1,47±3,4; p= 0,001); TS=6,24±5,05 ms/RR (respetivamente, TS= 8,64±7,67; p=0,09). A significância das diferenças foi revelada apenas para o parâmetro TO.

A comparação dos parâmetros da VFC e do TSH nos doentes hipertensos de grau II com risco elevado e médio de eventos cardiovasculares adversos é apresentada na Tabela 3.

Tabela 3 - Parâmetros da VFC e do TSH nos grupos de hipertensos de grau II com risco médio alto e baixo de eventos cardiovasculares adversos

Parameters	Hypertensive patients of the II degree with high-risk grade of adverse cardiovascular events	Hypertensive patients of the II degree with medium-risk grade of adverse cardiovascular events	p
SDNN,ms	116.2±60.5	140.8±59.0	0.17
SDANNi,ms	108.1±67.3	111 ±38.6	0.82
SDNNi,ms	52.1±34.6	63.7±42.4	0,3
TO,%	0,8±3,34	0,61±3,4	0,85
TS,ms/RR	3.4±2.33	6,24±5,05	0.09
CI, c.u.	1,13± 0,05	1,19± 0,1	0,02*

Como se pode observar na Tabela 3, os parâmetros dos pacientes com alto e médio risco de eventos cardiovasculares adversos diferem significativamente apenas nos valores de IC (p= 0,02). A avaliação das alterações do TSH nos pacientes hipertensos de II grau com alto, médio e baixo risco de eventos cardiovasculares adversos é apresentada na Tabela 4.

Tabela 4 - Alterações do TSH nos grupos de hipertensos de II grau com alto, médio e baixo risco de eventos cardiovasculares adversos

Characteristics of HRT parameters	High risk	Medium risk	Low risk
TO>0%; TS>2,5 ms/RR**	35.7%	28,3%	14,3%
TO <0%; TS <2,5 ms/RR**	28,6%	18,9%	8,8%
TO>0%; TS <2 5 ms/RR***	21,4%	5,7%	0,7%

Note: ** - reduction of one parameter (TO or TS); *** - total reduction of parameters

De acordo com os resultados da avaliação da TRH em pacientes do grupo de alto risco, em 35,7% dos casos houve uma redução do parâmetro TO, em 28,6% - uma redução de TS, 21,4% - uma redução total dos parâmetros. Com um risco médio de eventos adversos, a redução do parâmetro TO foi determinada em 28,3% dos casos, a redução de TS - em 18,9%, a redução total da turbulência - em 5,7% dos casos. Nos doentes do grupo de baixo risco, a redução do parâmetro TO foi estabelecida em 14,3%

dos casos, a redução da TS em 8,8% e a redução total da TS em apenas 0,7%.

Conclusão

Os resultados obtidos indicam a fiabilidade das diferenças nos parâmetros de VFC e TRH nos doentes hipertensos de II grau com alto, médio e baixo risco de eventos cardiovasculares adversos. Assim, no grupo de pacientes com alto risco, os parâmetros de SDNN, SDNNi são significativamente menores do que nos pacientes do grupo de baixo risco (p= 0,02; p= 0,03), o IC é significativamente menor (p= 0,001). Os parâmetros da HRT também diferem significativamente dos do grupo de baixo risco: TO (p= 0,04); TS (p= 0,03).

Na comparação entre pacientes com médio e baixo risco de eventos adversos, a fiabilidade das diferenças foi estabelecida nos parâmetros de SDANNi (p= 0,01), TO (p= 0,001), CI (p= 0,04). Entre os pacientes com um risco elevado e médio de eventos cardiovasculares adversos, foram encontradas diferenças significativas apenas nos valores de IC (p= 0,02)

Com o aumento do risco de eventos cardiovasculares adversos em doentes com HA de grau II, a percentagem de redução dos parâmetros da TSH aumenta. Com um risco médio de eventos adversos, a redução do TO foi registada 2 vezes mais frequentemente, a redução do TS - 2,2 vezes mais frequentemente, a redução total dos parâmetros - 8,1 vezes mais frequentemente do que em doentes hipertensos com um baixo risco de eventos adversos.

Com um risco elevado de acontecimentos adversos, a redução do TO foi registada 2,5 vezes mais frequentemente, a redução do TS - 3,3 vezes mais frequentemente, a redução total dos parâmetros - 30,6 vezes mais frequentemente do que nos doentes hipertensos com um risco reduzido de acontecimentos cardiovasculares adversos.

Os resultados obtidos indicam a possível necessidade de alterar as tácticas terapêuticas, a utilização dos medicamentos que podem prevenir o desenvolvimento de enfarte do miocárdio, acidentes vasculares cerebrais (desagregantes, estatinas, beta-bloqueadores, antagonistas do cálcio). Os desagregantes não têm pontos de aplicação e a sua finalidade não é demonstrada na hipertensão, mas a sua utilização torna-se suficientemente justificada no grupo de alto risco. Quanto aos doentes com um risco médio de eventos cardiovasculares adversos, é necessário um trabalho adicional com os factores de risco, incluindo a indicação de estatinas. O algoritmo para a identificação de grupos de doentes com HÁ do grau II com um risco diferente de eventos cardiovasculares adversos é apresentado na Figura 1.

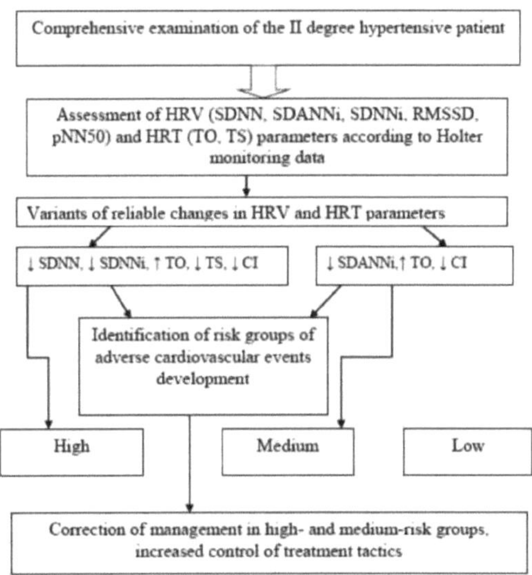

Figura 1 - Algoritmo para identificação de grupos de hipertensos do II grau com alto, médio e baixo risco de eventos cardiovasculares adversos

Referências

1. Briasoulis, A. O futuro da gestão interventiva da hipertensão: Ameaças e Oportunidades / A. Briasoulis, G. Bakris // Curr. Vas. Pharmacol. - 2014. - Vol. 12, № 1. - P. 69-76. - DOI: 10.2174/1570161111311990137.
2. Morte súbita cardíaca em pacientes hipertensos / P. Verdecchia, F. Angeli, C. Cavallini [et al.] // Hypertension. - 2019. - Vol. 73, № 5. - P. 1071-1078. - DOI: 10.1161/HYPERTENSIONAHA.119.12684.
3. Sensibilidade barorreflexa diminuída e riscos de hipertensão ambulatória de início recente, num estudo populacional de idosos / V. Dauphinot, M. P. Kossovsky, F. Gueyffier [et al.] // Int. J. of Cardiol. - 2013. - Vol. 168, iss. 4. - P. 4010-4014. - DOI: 10.1016/j.ijcard.2013.06.080.
4. As alterações na variabilidade da frequência cardíaca em pessoas de meia-idade e idosas são normativas ou causadas por condições patológicas? Resultados de um grande estudo de coorte longitudinal de base populacional / V. K. Jandackova, S. Scholes, A. Britton, A. Steptoe // J. of the Am. Heart Assoc. - 2016. - Vol. 5, № 2. - Art. e002365. - DOI: 10.1161/JAHA.115.002365.
5. Stress e variabilidade da frequência cardíaca: uma meta-análise e revisão da literatura / H. G. Kim, E. J. Cheon, D. S. Bai [et al.] // Psychiatry Investig. - 2018. - Vol. 15, № 3. - P. 235-245. - DOI: 10.30773/pi.2017.08.
6. Gomes, R. A. F. Contribuições do método da turbulência da freqüência cardíaca para a estratificação de risco em pacientes após infarto do miocárdio: uma revisão / R. A. F Gomes, Pompeu Barros de Oliveira Sá M, Sobral Filho DC // Am. J. of Cardiovasc. Dis. - 2022. - Vol. 12, № 1. - P. 19-30.

7. Parâmetros alterados de turbulência e variabilidade da frequência cardíaca predizem a mortalidade a 1 ano na insuficiência cardíaca com fração de ejeção preservada / J. Ksela, L. Rupert, A. Djordjevic [et al.] // J. of Cardiovasc. Dev. and Dis. - 2022. - Vol. 9, № 7. - P. 213. - DOI: 10.3390/jcdd9070213.
8. Gomes, R. A. F. Turbulência da frequência cardíaca avaliada por ergometria após infarto do miocárdio: um estudo de viabilidade / R. A. F Gomes, D. C. Sobral-Filho // São Paulo Med. J. - 2022. - Vol. 140, № 6. - P. 762-766. - DOI: 10.1590/1516- 3180.2021.0884.R1.27012022.
9. Dinâmica da turbulência espontânea da frequência cardíaca em doentes com regurgitação aórtica crónica pura / H. M. Sobh, M. Zaghlool, I. Elnady, A. Hataha // Mans. Med. J. - 2022. - Vol. 51, iss. 4. - P. 271-280. - DOI 10.21608/mjmu.2022.160761.1142.
10. Grassi, G. Evidence for a critical role of the sympathetic nervous system in hypertension / G. Grassi, V. S. Ram // J. of the Am. Soc. of Hypertens. - 2016. - Vol. 10, iss. 5. - P. 457-466. - DOI: 10.1016/j.jash.2016.02.015.
11. Hypertension and cardiac arhythmias: a consensus document from the European heart rhythm association (EHRA) and ESC Council on Hypertension, endorsed by the Heart Rhythm Society (HRS), Asia-Pacific Heart Rhythm Society (APHRS) and Sociedad Latinoamericana de estimulación cardíaca y electrofisiología (SOLEACE) / G. Y. H. Lip, A. Coca, T. Kahan [et al.] // Europace. - 2017. - Vol. 19, iss. 6. - P. 891-911. - DOI: 10.1093/europace/eux091.
12. Zaman, S. Estratificação de risco de morte súbita em 2018-2019: o antigo e o novo / S. Zaman, J. J. Goldberger, P. Kovoor // Heart Lung and Circ. - 2019. - Vol. 28, iss. 1. - P. 57-64. - DOI: 10.1016/j.hlc.2018.08.027.

13. Lehrer, P. M. Heart rate variability biofeedback: how and why does it work? / P. M. Lehrer, R. Gevirtz // Front. in Psychol. - 2014. - Vol. 5. - Art. 756. - DOI: 10.3389/fpsyg.2014.00756.
14. Uma introdução à variabilidade da frequência cardíaca: considerações metodológicas e aplicações clínicas / G. E. Billman, H. V Huikuri, J. Sacha, K. Trimmel // Front. in physiol. - 2015. - Vol. 6. - Art. 55. - DOI: 10.3389/fphys.2015.00055.
15. Ernst, G. Variabilidade da frequência cardíaca / G. Ernst. - Londres: Springer, 2014. - 315 p.
16. Recomendações nacionais russas sobre a utilização de técnicas de monitorização Holter na prática clínica // Russian Journal of Cardiology. - 2014. - Vol. 19, No. 2. - P. 6-71 (em russo).
17. Ferreira, M. Variabilidade da frequência cardíaca como importante abordagem para avaliação da modulação autonómica / M. Ferreira, A. Zanesco // Motriz: Revista de Educação Física. -2016. - Vol. 22, № 2. - P. 3-8.
18. O valor prognóstico da variabilidade da frequência cardíaca nos idosos, mudando a perspetiva: do equilíbrio simpatovagal à teoria do caos / P. Nicolini, M. M Ciulla, C. D. Asmundis [et al.] // PACE. - 2012. - Vol. 35, iss. 5. - P. 621-637. - DOI: 10.1111/j.1540-8159.2012.03335.x/
2. Huikuri, H. V. Heart rate variability in risk stratification of cardiac patients / H. V. Huikuri, P. K. Stein // Prog. in Cardiovasc. Dis. - 2013. -Vol. 56, iss. 2.- P. 153-159.
19. Previsão automática de eventos cardiovasculares e cerebrovasculares através da análise da variabilidade da frequência cardíaca / P. Melillo, R. Izzo, A. Orrico [et al.] // PLoS ONE. - 2015. - Vol. 10, № 3. - Art. e0118504. - DOI: 10.1371/JOURNAL.PONE.011850.
20. Grad, C. Variabilidade da frequência cardíaca e recuperação da

frequência cardíaca como factores de prognóstico / C. Grad // Clujul Med. - 2015. - Vol. 88, № 3. - P. 304-309. - DOI: 10.15386/cjmed-498.

21. Heart Rate Variability and Cardiac Diseases / E. Watanabe, K. Kiyono, Y. Yamamoto, J. Hayano // Clinical Assessment of the Autonomic Nervous System / eds. : S. Iwase, J. Hayano, S. Orimo. - Tóquio: Springer, 2017. - P. 163-178.
22. Asomov, M. I. Parâmetros de variabilidade da frequência cardíaca no domínio do tempo em doentes com hipertensão arterial de vários períodos etários / M. I. Asomov, G. G. Kadyrova // Conferência Internacional Científica e Prática "Ciência Mundial". - 2016. - Vol. 2, № 3 (7). - P. 19-23 (em russo).
23. Mubarak, S. Análise espetral da variabilidade da frequência cardíaca em doentes com doença arterial coronária / S. Mubarak, S. M. Majeed, M. A. Khan // Pak. Armed Forces Med. J. - 2015. - Vol. 65, suppl. 1. - P. 116-120. - DOI: 10.51253/pafmj.v65i(SUPPL).10020.
24. Mather, M. How heart rate variability affects emotion regulation brain networks / M. Mather, J. F. Thayer // Curr. Opin. in Behav. Sci. - 2018. - Vol. 19. - P. 98-104. - DOI: 10.1016/j.cobeha.2017.12.017.
25. Variabilidade da frequência cardíaca e acidente vascular cerebral: o estudo de risco de aterosclerose em comunidades / A. L. Fyfe-Johnson, C. J Muller, A. Alonso [et al.] // Stroke. - 2016. - Vol. 47, № 6. - P. 1452-1458. - DOI: 10.1161/STROKEAHA.116.012662.
26. Smirnov, V. P. Variabilidade da frequência cardíaca na etiopatogénese da morte súbita cardíaca / V. P. Smirnov, I. K. Safonov // Prioridades da ciência mundial: experiência e discussão científica: actas da XI Conferência Científica Internacional, North Charleston, SC, EUA, 15-16 de junho de 2016 y. / Scientific Publishing Center "Discovery". - North Charleston, SC, EUA : CreateSpace, 2016. - P. 66-74 (em russo).

27. Korzun, N. N. O estado funcional do sistema nervoso autónomo no contingente ambulatório de doentes com hipertensão arterial de acordo com o estudo da variabilidade da frequência cardíaca / N. N. Korzun // Medical Journal. - 2009. - № 2. - P. 69-72 (em russo).
28. Variabilidade da frequência cardíaca como marcador de envelhecimento saudável / J. P. H. Tan, J. E. Beilharz, U. Vollmer-Conna, E. Cvejic // Int. J. of Cardiol. - 2019. - Vol. 275. - P. 101-103. - DOI: 10.1016/j.ijcard.2018.08.005.
3. Huikuri, H. V. Aplicação clínica da variabilidade da frequência cardíaca após enfarte agudo do miocárdio / H. V. Huikuri, P. K. Stein // Front. in Physiol. - 2012. - Vol. 3. - P. 41. - DOI: 10.3389/fphys.2012.00041.
29. Variabilidade da frequência cardíaca hoje / B. Xhyheri, O. Manfrini, M. Mazzolini [et al.] // Prog. in Cardiovasc. Dis. - 2012. - Vol. 55, iss. 3. - P. 321-331. - DOI: 10.1016/j.pcad.2012.09.001.
30. Factores constituintes da análise de grandes dados da variabilidade da frequência cardíaca ALLSTAR / E. Yuda, M. Kisohara, Y. Yoshida, J. Hayano // Wireless Netw. - 2022. - Vol. 28. - P. 1287-1292.
31. Abdelnabi, M. H. Implicações clínicas cardiovasculares da variabilidade da frequência cardíaca / M. H. Abdelnabi // Int. J. of the Cardiovascular Acad. - 2019. - Vol. 5, iss 2. - P. 37-41.
32. Cardiovascular risk factors and sympatho-vagal balance: importance of time-domain heart rate variability / C. Falcone, A. Colonna, S. Bozzini [et al.] // J. Clin. Exp. Cardiolog. - 2014. - Vol. 5, iss. 2. - P. 289-292.
33. Função autonómica cardíaca medida pela variabilidade e turbulência da frequência cardíaca em indivíduos pré-hipertensos / A. Erdem, M. Uenishi, Z. Küçükdurmaz [et al.] // Clin. and Experimental Hypertension. - 2013. - Vol. 35, iss. 2. - P. 102-107. doi: 10.3109/10641963.2012.690475.

34. DeLalio, L. J. Sympathetic nervous system contributions to hypertension: updates and therapeutic relevance / L. J. DeLalio, A. F. Sved, S. D. Stocker // Can. J. of Cardiol. - 2020. - Vol. 36, iss. 5. - P. 712-720. - DOI: 10.1016/j.cjca.2020.03.003.
35. A interação entre a sobreactividade simpática, a hipertensão e a variabilidade da frequência cardíaca (Revisão) / I. Drenjancevic, I. Grizelj, I. Harsanji-Drenjancevic [et al.] // Ata Physiol. Hung. - 2014. - Vol. 101, № 2. - P. 129-142. - DOI: 10.1556/APhysiol.101.2014.2.1.
36. Ushakov, A.V. Caraterísticas do perfil diário da pressão arterial e variabilidade da freqüência cardíaca em pacientes com hipertensão dependendo do nível de atividade física e estresse psico-emocional / A.V. Ushakov, V. S. Ivanchenko, A. A. Gagarina // Russian Journal of Cardiology.- 2017. - № 4 (144). - P. 23-28 (em russo).
37. A relação da variabilidade da frequência cardíaca com o perfil diário da pressão arterial em pacientes com hipertensão essencial / A. G. Polupanov, N. B. Cheskidova, T. A. Romanova, A. S. Dzhumagulova // Hipertensão arterial. - 2014. - vol. 20, № 2.- P. 113-119 (em russo).
38. Mancia, G. Clinical Value of Ambulatory Blood Pressure : evidence and limits / G. Mancia, P. Verdecchia // Circulation Research. - 2015. - Vol. 116, № 6. - P. 1034-1045.
39. Variabilidade diária da tensão arterial no domicílio e incidência de doenças cardiovasculares na prática clínica / S. Hoshide, Y. Yano, H. Mizuno [et al.] // Hypertension. - 2017. - Vol. 71, № 1. - P. 177-184.
40. Determinantes da variabilidade da frequência cardíaca na população em geral: o estudo de coorte lifelines / B. S. Tegegne, T. Man, Arie M van Roon [et al.] // Heart Rhythm. - 2018. - Vol. 15, iss. 10. - P. 1552-1558. - DOI: 10.1016/j.hrthm,2018.05.006.

41. Testes autonómicos cardíacos e diagnóstico de doenças cardíacas. "Uma perspetiva clínica" / N. L. DePace, J. P. Mears, M. Yayac, J. Colombo // Heart Int. - 2014. -Vol. 9, № 2. - P. 37-44.
42. Yoo, J. K. Impacto do sexo e da idade no metabolismo, atividade simpática e hipertensão / J. K. Yoo, Q. Fu // FASEB J. - 2020. - Vol. 34, № 9. - P. 1133711346.
43. Associação entre a variabilidade da frequência cardíaca de 24 horas e a atividade física diurna: análise de grandes volumes de dados "allstar" / J. Hayano, Y. Furukawa, E. Yuda, Y. Yoshida // Int. J. of Biosci. Biochem. and Bioinforma. - 2018. - Vol. 8, № 1. - P. 61-66.
44. Moustafa, M. M. Avaliação da variabilidade da frequência cardíaca em doentes jovens com hipertensão primária / M. M. Moustafa, M. Samy, M. Omar // The Egypt. J. of Hosp. Med. - 2019. - Vol. 74, № 2. - P. 226-236.
45. Mancia, G. O sistema nervoso autónomo e a hipertensão / G. Mancia, G. Grassi // Circ. Res. - 2014. - Vol. 114, № 11. - P. 1804-1814. - DOI: 10.1161/CIRCRESAHA.114.302524.
46. Sacha, J. Interação entre a frequência cardíaca e a variabilidade da frequência cardíaca / J. Sacha // Ann Noninvasive Electrocardiol. - 2014. - Vol. 3, iss. 19. - P. 207-216.
47. Binkley, P. F. Promessa de um novo papel para a variabilidade da frequência cardíaca na gestão clínica de doentes com insuficiência cardíaca / P. F. Binkley // JACC: Hear. Fail. - 2017. - Vol. 5, № 6. - P. 432-434.
48. Associação dos parâmetros de variabilidade da frequência cardíaca derivados do holter com o desenvolvimento de insuficiência cardíaca congestiva no estudo de saúde cardiovascular / V. N. Patel, B. R. Pierce, R. K. Bodapati [et al.] // JACC: Hear. Fail. - 2017. - Vol. 5, № 6. - P.

423-431.

49. Hayano, J. Introdução à variabilidade da frequência cardíaca / J. Hayano // Avaliação clínica do sistema nervoso autónomo / ed.: I. Satoshi, H. Junichiro, O. Satoshi. - Tóquio : Springer, 2016. - P. 109-127.

50. Disfunção do sistema nervoso autónomo: JACC focus seminar / J. J. Goldberger, R. Arora, U. Buckley, K. Shivkumar // J. of the Am. Coll. of Cardiol. - 2019. - Vol. 73, iss. 10. - P. 1189-1206.

51. Cygankiewicz, I. Heart rate turbulence / I. Cygankiewicz // Prog. in Cardiovasc. Dis. - 2013. - Vol. 56, iss. 2. - P. 160-171.

52. Sulimov, V. Estratificação não invasiva do risco de morte súbita cardíaca por turbulência da frequência cardíaca e alternância da onda T de microvoltagem em doentes após enfarte do miocárdio / V. Sulimov, E. Okisheva, D. Tsaregorodtsev // Europace. - 2012. - Vol. 14, iss. 12. - P. 1786-1792.

53. Madias, J. E. Heart rate turbulence and microvolt T-wave alternans in patients after myocardial infarction / J. E. Madias // Europace. - 2013. - Vol. 15, iss 1. - P. 152.

54. A turbulência da frequência cardíaca é um poderoso preditor de morte cardíaca e arritmias ventriculares em pacientes pós-infarto do miocárdio e insuficiência cardíaca. uma revisão sistemática e meta-análise / M. Disertori, M. Masè, M. Rigoni [et al.] // Circ. Arrhythm and Electrophysiol - 2016. - Vol. 9, iss. 12. - Art. e004610. - DOI: 10.1161/CIRCEP.116.004610.

55. Avaliação da HRT revista: uma revisão sistemática da metodologia de turbulência da frequência cardíaca / V. Blesius, C. Schölzel, G. Ernst, A. Dominik // Physiol. Meas. - 2020. - Vol. 41, № 8. - Art. 08TR01. 2012. A importância da turbulência da frequência cardíaca na previsão de eventos cardiovasculares importantes em pacientes após infarto do

miocárdio tratados invasivamente / S. Cebula, B. Sredniawa, J. Kowalczyk [et al.] // Ann. of Noninvasive Electrocardiol. - 2012 - Vol. 17, iss 3. - P. 230-240.

56. Turbulência da frequência cardíaca intra-hospitalar e anomalias de alternância da onda T de microvoltagem para a previsão de arritmia ventricular com risco de vida precoce após enfarte agudo do miocárdio / M. M. Arisha, N. Girerd, S. Chauveau [et al.] // Ann. of Noninvasive Electrocardiol. - 2013. - Vol. 18, iss. 6. - P. 530-537.

57. A turbulência da frequência cardíaca como fator de risco para a mortalidade cardiovascular num estudo observacional de 5 anos / D. F. Gareeva, N. S. Zagidullin, I. A. Lakman [et al.] // Bulletin of arrhythmology. - 2016. - № 84. - P. 35-39 (em russo).

58. Gareeva, D. F. Valor prognóstico da turbulência da frequência cardíaca em pacientes com doença arterial coronariana com extrassístole ventricular: dis. ... candidato de Ciências Médicas: 14.01.05 / Gareeva Diana Firdavisovna. - Samara, 2017. - 153 p (em russo).

59. Lombardi, F. Origem da variabilidade e turbulência da frequência cardíaca: uma avaliação da modulação autonómica da função cardiovascular / F. Lombardi, P. K. Stein // Frontiers in physiology. - 2011. - Vol. 2. - Art. 95.

60. Comparabilidade da metodologia de turbulência da frequência cardíaca: 15 intervalos são suficientes para calcular a inclinação da turbulência - uma análise metodológica utilizando dados PhysioNet de 1074 pacientes / V. Blesius, C. Schölzel, G. Ernst, A. Dominik // Front. Cardiovasc. Med. - 2022. - Vol. 9. - Art. 793535.

61. Turbulência da frequência cardíaca em pacientes com doença arterial coronária estável e sua relação com a gravidade da doença / O. Baydar, V. Oktay, U. Y. Sinan [et al.] // JACC. - 2013. - Vol. 62, suppl. 18. - P.

139-140.

62. Turbulência da frequência cardíaca: padrões de medição, interpretação fisiológica e uso clínico. Consenso da sociedade internacional de holter e eletrofisiologia não invasiva / A. Bauer, M. Malik, G. Schmidt [et al.] // J. of the Am. Coll. of Cardiol. - 2008. - Vol. 52, № 17. - P. 1353-1365.
63. Makarov, L. M. Monitorização Holter no exame de doentes com arritmias cardíacas / L. M. Makarov, V. N. Komoliatova // Arritmologia clínica. - 2022. - Vol. 1. - P. 254 (em russo).
64. Chen, H. Y. Circadian patterns of heart rate turbulence, heart rate variability and their relationship / H. Y. Chen // Cardiol. Res. - 2011. - Vol. 2, № 3. - P. 112-118.
65. Significado prognóstico dos parâmetros de turbulência da frequência cardíaca em doentes com insuficiência cardíaca crónica / D. C. Yin, Z. J. Wang, S. Guo [et al.] // BMC Cardiovasc. Disord. - 2014. - Vol. 14. - Art. 50.
66. Utilidade da turbulência da frequência cardíaca e dos alternantes de onda T para avaliar o risco de readmissão e morte cardíaca em pacientes hospitalizados com insuficiência cardíaca / S. Yamada, A. Yoshihisa, Y. Sato [et al.] // J. of Cardiovasc. Electrophysiol. - 2018. - Vol. 29, № 9. - P. 1257-1264.
67. Correlatos clínicos e hemodinâmicos da turbulência da frequência cardíaca como índice não invasivo da sensibilidade barorreflexa na insuficiência cardíaca crónica / M. T. La Rovere, R. Maestri, G. D. Pinna [et al.] // Clin. Sci. - 2011. - Vol. 121, № 6. - P. 279-284.
68. Relação entre turbulência da frequência cardíaca e variáveis fisiológicas locais em pacientes com insuficiência cardíaca / Ó. Barquero-Pérez, R. Goya-Esteban, E. Everss [et al.] // Computing in Cardiology. - 2011. - Vol. 38. - P. 93-96.

69. Turbulência da frequência cardíaca e alternância da onda T em pacientes com doença arterial coronária: a influência da diabetes / J. Perkiomaki, D. V. Exner, O. P. Piira [et al.] // Ann Noninvasive Electrocardiol. - 2015. - Vol. 20, № 5. - P. 481-487.
70. O papel da variabilidade da frequência cardíaca, da turbulência da frequência cardíaca e da capacidade de desaceleração na previsão da mortalidade por causas específicas na insuficiência cardíaca crónica / S. S. Al-Zaiti, G. Pietrasik, M. G. Carey [et al.] // J. of Electrocardiol. - 2019. - Vol. 52. - P. 70-74.
71. Resposta reduzida da frequência cardíaca após contração ventricular prematura dependendo da gravidade dos sintomas de fibrilhação auricular - Análise da turbulência da frequência cardíaca em doentes com fibrilhação auricular / H. Makimoto, C. Blockhaus, C. Meyer [et al.] // Int. J. Cardiol. Heart Vasc. - 2018. - Vol. 18. - P. 33-38. - DOI: 10.1016/j.ijcha.2018.02.004.
72. Turbulência da frequência cardíaca na previsão de fibrilhação auricular de início recente em doentes submetidos a cirurgia de revascularização do miocárdio / S. J. Park, Y. K. On, J. S. Kim [et al.] // Int. J. of Cardiol. - 2014. - Vol. 174, iss. 3. - P. 579-585.
73. Avaliação da HRT revista: uma revisão sistemática da turbulência da frequência cardíaca methodology / V. Blesius, C. Scholzel, G. Ernst· A. Dominik // Physiological Measurement. - 2020. - Vol. 41, № 8. - P. 08TR01. - DOI: 10.1088/1361-6579/ab98b3.
74. Parâmetros de turbulência da frequência cardíaca na prática clínica / G. A. Fadeev, N . A. Tsybulkin, O. Yu. Imikhoparova [et al.] // Boletim de medicina clínica moderna. - 2021. - № 5 (14). - P. 62-67 (em russo).
75. Candemir, M. Avaliação da função nervosa autónoma através da variabilidade da frequência cardíaca e da turbulência da frequência

cardíaca em doentes com AVC isquémico agudo / M. Candemir, H. Onder // Ann. of Indian Acad. of Neurol. - 2020. - Vol. 23, № 5. - P. 608-615.

76. Avaliação da função autonómica com turbulência da frequência cardíaca e variabilidade da frequência cardíaca em jovens obesos / S. Sarikaya, S. Sahin, L. Akyol [et al.] // Int. J. of Med. Sci. and Public Health. - 2014. - Vol. 3, № 9. - P. 1110-1114.

77. Vytrikhovsky, A. I. A prevalência de extrassístole ventricular e o fenômeno da turbulência da frequência cardíaca entre pessoas com doenças cardiovasculares e fatores de risco para eventos cardiovasculares na escala SCORE / A. I. Vytrikhovsky // Revista terapêutica ucraniana - 2017. - № 1 (52). - P. 57-64 (em russo).

78. Avaliação do prognóstico a curto prazo através da turbulência da frequência cardíaca sinusal em doentes com angina instável / Z.-Q. Sheng, Y.F. Li, G. Lin [et al.] // Exp. and Ther. Med. - 2013. - Vol. 5, № 4. - P. 1153-1156.

79. Turbulência da frequência cardíaca em doentes com doença arterial coronária estável e sua relação com a gravidade da doença / O. Baydar, V. Oktay, Ü.Y. Sinan [et al.] // J. Am. Coll. Cardiol. - 2013. - Vol. 62, № 18, suppl. 2. - P. 139-140.

80. Tuyzarova, I. Padrões circadianos de turbulência da frequência cardíaca, variabilidade da frequência cardíaca na hipertensão essencial / I. Tuyzarova, D. Dimitriev // Hypertension. - 2012. - Vol. 62, suppl. 1. - Resumo 228.

81. Análise da relação entre a turbulência e a variabilidade da frequência cardíaca em indivíduos com diferentes níveis de pressão arterial / I. A. Tuyzarova, V. A. Kozlov, A.V. Nikulina, A. A. Shukanov // Man. Sport. Medicine. - 2018. - Vol. 18, № 4. - P. 64-72 (em russo).

82. Tuyzarova, I. A. Sobre a questão da análise do barorreflexo na prática clínica da hipertensão essencial / I. A. Tuyzarova, V. A. Kozlov, A. A. Shukanov // Man. Sport. Медицине. - 2018. - vol. 18, №. 1. - P. 74-81 (em russo).
83. Kossaify, A. Avaliação da turbulência da frequência cardíaca em doentes hipertensos: fundamentação, perspectivas e perceção da disfunção do sistema nervoso autónomo / A. Kossaify, A. Garcia, F. Ziade // Heart Views. - 2014. - Vol. 15, № 3. - P. 68-73. - DOI: 10.4103/1995-705X.144790.
84. Valor da avaliação da função nervosa autónoma através da variabilidade da frequência cardíaca e da turbulência da frequência cardíaca em doentes hipertensos / Y. Yu, Y. Xu, M. Zhang [et al.] // Int. J. of Hypertens. - 2018. - Vol. 2018. - Art. 4067601.
85. Alp, Ç. Medições da turbulência da frequência cardíaca em pacientes com hipertensão dipper e não dipper: os efeitos das funções autonómicas / Ç. Alp, M. T. Doğru, V. Demir // Turk. J. of Med. Sci. - 2021. - Vol. 51, № 6. - C. 3030-3037. - DOI: 10.3906/sag-2105-177.
86. Turbulência do ritmo cardíaco na hipertensão mascarada e na hipertensão do avental branco / C.- L. Song, X. Zhang, Y. K. Liu [et al.] // Eur. Rev. for Med. and Pharmacol. Sci. - 2015. - Vol. 19, № 8. - P. 1457-1460.
87. Estudo clínico da relação entre a variabilidade da frequência cardíaca, a turbulência da frequência cardíaca e o controlo da pressão arterial em doentes hipertensos / Y.U. Yijun, Z. O . U. Wusong, Z. H. U. Pengfei [et al.] // The J. of Practic. Med. - 2018. - Vol. 34. - P . 71-75.
88. Kozlovsky, V. I. Monitorização independente da pressão arterial no prognóstico de eventos em pacientes com hipertensão arterial do grau II / V. I. Kozlovsky, A.V. Simanovich // Realizações de medicina

fundamental, clínica e farmácia: materiais das 77 sessões da Conferência Científica do pessoal da Universidade, Vitebsk, 26-27 de janeiro de 2022 / Vitebsk State Medical University. Univ.; comité editorial: A. T. Shchastny [et al.]. - Vitebsk: VSMU, 2022. - P. 263-264 (em russo).

89. As possibilidades de prever resultados adversos em pacientes com hipertensão arterial em combinação com doença pulmonar obstrutiva crónica / V. I. Kozlovsky, O. M. Kovtun, T. N. Dusova [et al.] // Journal of GrSMU. - 2015. - № 4 (52). - P. 80-84 (em russo).

90. Reshetnikov, V. A. Abordagens modernas para a organização de medidas preventivas para hipertensão arterial / V. A. Reshetnikov, V. V. Kozlov, V. V. Royuk // Siberian Medical Review. - 2015. - № 5 (95). - P. 22-29 (em russo).

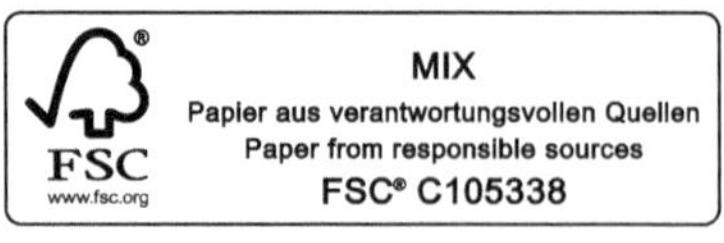

Printed by Books on Demand GmbH, Norderstedt / Germany